高职高专护理专业"十四五"互联网+新形态精品规划教材

护理学导论

主　编　张苹蓉　朱春风　肖　乐
副主编　胡　丹　林　波　胡　俊　林晓燕
　　　　周　珺　张　咪　程继侠
编　委（以姓氏笔画为序）

U0303764

王文静　商洛职业技术学院
曲　男　山东中医药高等专科学校
朱春风　山东中医药高等专科学校
肖　乐　宣城职业技术学院
沐　菊　滁州城市职业学院
张　咪　山东省日照市人民医院
张苹蓉　武汉东湖学院
张艳秋　云南新兴职业学院
林　波　皖西卫生职业学院
林晓燕　山东中医药高等专科学校
周　珺　淮南职业技术学院
胡　丹　仙桃职业学院
胡　俊　商洛职业技术学院
程继侠　铜川职业技术学院

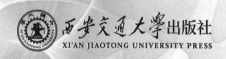

西安交通大学出版社
XI'AN JIAOTONG UNIVERSITY PRESS

内容提要

本教材主要包括绪论、护理学的基本概念、护士与患者、护理的支持理论、护理理论及模式、护理程序、护理科学思维方法与决策、文化与护理、护理与法律、护理职业安全与防护,共计十章。在编写本书的过程中,我们注重理论与实践相结合,力求使内容既具有科学性、系统性,又具有实用性、可操作性。学习本教材,能够激发学生对护理学的兴趣和热情,提高学生的专业素养和实践能力,为学生在护理领域的发展奠定坚实的基础。

本教材可作为高职高专护理、助产专业学生的教学用书,也可作为在职护理工作者的参考用书。

图书在版编目(CIP)数据

护理学导论 / 张苹蓉,朱春风,肖乐主编. —— 西安：
西安交通大学出版社, 2024.7. —— ISBN 978-7-5693
-3823-2

Ⅰ. R47

中国国家版本馆 CIP 数据核字第 20243BZ959 号

书　　名　护理学导论
主　　编　张苹蓉　朱春风　肖　乐
责任编辑　李　晶　张家源
责任校对　郭泉泉
封面设计　任加盟

出版发行　西安交通大学出版社
　　　　　(西安市兴庆南路 1 号　邮政编码 710048)
网　　址　http://www.xjtupress.com
电　　话　(029)82668357　82667874(市场营销中心)
　　　　　(029)82668315(总编办)
传　　真　(029)82668280
印　　刷　陕西思维印务有限公司

开　　本　889mm×1194mm　1/16　印张　10.5　字数　304 千字
版次印次　2024 年 7 月第 1 版　2024 年 7 月第 1 次印刷
书　　号　ISBN 978-7-5693-3823-2
定　　价　39.00 元

如发现印装质量问题,请与本社市场营销中心联系。
订购热线：(029)82665248　(029)82667874
投稿热线：(029)82668805

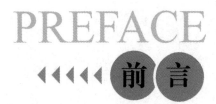

PREFACE

◀◀◀◀◀ 前 言

护理学导论是一门护理专业基础课程,旨在提供一个全面、系统且深入的视角,帮助学生理解护理学的核心价值观及发展趋势。在护理专业学习的入门阶段,学习本课程,可明确护理学的基础理论及学科知识体系,掌握护理学的基本概念和工作方法。这将为学生全面提高专业素质,培养独立思考、解决护理问题的能力,以及发展创造性思维奠定良好基础,也为后续护理专业课程的学习提供必要支撑。

本教材共十章,主要包括绪论、护理学的基本概念、护士与患者、护理的支持理论、护理理论及模式、护理程序、护理科学思维方法与决策、文化与护理、护理与法律、护理职业安全与防护。在编写的过程中,我们注重理论与实践相结合,力求内容既具有科学性、系统性,又具有实用性、可操作性。学习本教材,能够激发学生对护理学的兴趣和热情,提高学生的专业素养和实践能力,为学生在护理领域的发展奠定坚实的基础。

考虑到多数院校护理学导论课时安排相对较少,在编写过程中,编者力求从实际出发,内容安排合理,文字简明、详略得当,重点突出。在章首设定"学习目标",学生能从素质目标、知识目标、能力目标3个方面了解学习的重点和难点,有目标地去学习,以提高学习效率;加入"案例导学",引发学生思考,以提高其学习兴趣;加入"知识链接"等,以拓宽学生的思维;并在每章内容中运用数字化技术和手段,可通过扫描二维码看到该章的课件、思维导图、案例导学解析、素质拓展等内容,对该章知识进行简要的归纳总结和延伸,以强化课后学习。

本教材在编写过程中得到了各位编者及所在单位的大力支持,在此表示诚挚的感谢!由于编者的能力和时间有限,教材中难免会有疏漏之处,恳请广大读者惠予指正,以使本教材在修订时进行完善。

张苹蓉 朱春风 肖乐
2024 年 4 月

CONTENTS
◀◀◀◀ 目 录

第一章 绪 论

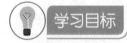

素质目标:树立对护理学专业的正确认识和专业信念,形成职业认同感,具有崇高的职业道德及人道主义精神。

知识目标:掌握南丁格尔对护理学发展的贡献,护理学的任务、范畴和工作方式;熟悉中国护理学的发展概况;了解世界护理学的形成,中国护理工作的展望。

能力目标:能从护理专业的发展趋势,讨论未来护士角色的演变趋势。能通过文献查阅,说明未来国内外护理的发展问题及主要发展目标。

张大爷,78岁,因"反复心前区闷痛2年,加重并伴气促、冷汗2小时"抬送入院。入院后立即安排送入心内科监护病房抢救治疗。王护士是他的责任护士,每天密切观察病情并记录,遵医嘱为其进行吸氧、止痛、溶栓、抗凝、补充血容量等治疗,一周后病情明显好转,情绪稳定,能下床轻微活动,无气急胸闷,胸痛缓解。王护士耐心地叮嘱张大爷要戒烟戒酒,保持平和乐观的心态,并做了饮食、用药、运动以及如何自救等方面的健康指导。张大爷自我感觉症状逐渐减轻,做好出院准备。

请思考:

1. 案例中体现了哪种护理工作方式?
2. 王护士在护理张大爷的过程中展现了护士的哪些工作范畴?

案例导学解析

护理学(nursing science)是以自然科学和社会科学为理论基础,研究有关预防保健、疾病治疗及康复过程中护理理论与技术的综合性应用学科。随着社会的进步、科技的发展、人民生活水平的提高以及健康需求的增加,护理学的研究内容、范畴与工作任务也在不断深入和发展,以更好地满足人类的健康需要。

第一节 护理学的形成与发展

护理学的形成和发展与人类健康需求及医学进步密切相关,经历了漫长的历史时期。回顾历史,有助于我们理解护理人员在维护健康中的重要角色,明确未来护理专业的发展方向,更好地为人类健康服务,促进护理学科的发展。

一、国外护理学的形成与发展

(一)人类早期护理学的发展历程

人类自诞生以来,就面临生、老、病、死的问题,为了谋求生存、保护自己、解除疾病、减轻痛苦,人类有了原始的医疗照护活动。远古时期,人们从动物的自我疗伤中受到启发,如用舌头舔伤口,用草药治病,将烧热的石块置于患处以减轻疼痛等。但对于疾病及天灾人祸,人们常常无法解释,认为疾病是超自然的力量所致,并采用巫术或迷信方法治疗疾病。当时,医药和迷信、宗教混在一起,难以分清,同时也发展出一些简单的护理技术,如催吐、灌肠、清洁、止血、包扎等。

在古埃及,查脱医生提出了用防腐法保存王室尸体和制作木乃伊的方法,引导人们开始研究人体。在古希腊,被誉为"医学之父"的希波克拉底破除宗教迷信,将医学引入科学发展的轨道,创建了"体液学说",并提出仔细观察患者,应用冷敷法、热敷法、泥敷法等护理技术,他的医学誓言至今仍被尊为医学道德的典范。人类早期的护理以自我保护式、互助式、经验式和家庭式为主,母亲和年长的妇女常常承担照护者的角色。

（二）公元初期的护理

公元初期,基督教的兴起开启了教会对医护工作长达一千多年的影响,形成了以宗教意识为主要思想的护理最初阶段。基督教徒们组织安排护理活动,从事护理工作的主要是修女,她们没有接受正规的护理培训,而是出于宗教的博爱、济世宗旨护理患者,由于她们关爱患者、服务热忱、工作认真,受到人们的欢迎和赞誉,推动了护理事业的发展。公元400年,基督教会的菲比组织修女建立了护理团体,到社区巡诊并进行家庭护理。

（三）中世纪的护理

中世纪是宗教神学统治一切的时期,护理的发展主要受宗教和战争的影响。在宗教的影响下,欧洲各国普遍建立了由教会控制的小型医院,这些医院条件差、设备缺乏,担任护理工作的人员主要是修女,护理的重点是改善通风、采光等医疗环境状况,并开始分化出接受一定培训的助产护理人员。

公元1096—1291年,欧洲爆发了历时200年之久的"十字军东征"战争,长期战乱和疾病流行使伤病员大量增加,刺激了欧洲救护运动的开展,形成了一些有名的救护团体,如"十字军"救护团。女团员在医院护理患者,男团员负责运送伤病员和难民。当时的护理不仅重视医院环境的改善,而且重视护理人员的培训,但培训还很不正规,也没有足够的医疗护理设备,伤病员死亡率很高。

此期护理逐渐从家庭式的自助、互助模式向规模化、社会化及组织化的方向发展。

（四）文艺复兴时期的护理

文艺复兴时期,近代医学开始朝着科学的方向发展,逐渐演变成一门独立的专业,并涌现出一批医学科学家。1543年,比利时的医生安德烈亚斯·维萨留斯发表了第一部人体解剖学专著——《人体结构》。1628年,英国的医生威廉·哈维发现了血液循环的奥秘。

同期,护理的发展仍然停留在中世纪状态,主要原因在于工业革命引发社会价值体系转变,社会结构与妇女的地位发生了变化,护理工作不再由具有仁慈博爱精神的神职人员担任,新招聘的护理人员多为谋生而来,他们既无经验又没有经过适当的培训,也缺乏宗教热情,服务态度差,拜金思想盛行,导致护理质量急剧下降,护理工作的社会地位也随之降低,护理事业进入了长达200年的黑暗时期。

直到1576年,法国的天主教神父圣·文森保罗在巴黎成立了慈善姊妹会,对人员进行护理服务的培训,经过一定的培训后,她们深入群众,为患者提供护理服务,深受人们欢迎,也使护理逐渐摆脱教会的束缚,成为一种独立的职业。

（五）现代护理学的发展与南丁格尔

19世纪后期,随着科学技术、社会文化和医学技术的进步,医院的数量不断增加,加上天花流行和英国殖民地内的战争,社会对护理的需求增加,欧洲出现了一些培训护理人员的学校。1836年,德国牧师弗里德尔在凯撒斯韦特城举办护理人员训练班,招收身体健康、品德优良的女性进行培训,该训练班被认为是世界上第一个较为正规的护理人员训练班,弗洛伦斯·南丁格尔曾在此接受培训。

1.南丁格尔时期　南丁格尔首创了科学的护理专业,护理学理论逐步形成和发展,使护理学逐步进入科学的发展轨道及正规的教育渠道,国际上称这个时期为"南丁格尔时代",这是护理学发展的转折点,也是现代护理学的开始。

南丁格尔于 1820 年 5 月 12 日出生于父母旅行之地——意大利佛罗伦萨,其家庭为英国的名门望族,从小就接受了良好的教育,精通英、法、德、意、希腊和拉丁语,并擅长数理统计。她在参加社会慈善工作的过程中,萌发了从事护理工作的想法。但当时从事护理工作的人员除了修女之外,就是一些迫于生计的贫困妇女,社会对护理工作人员有较严重的歧视。南丁格尔不顾家庭的阻挠和舆论的压力,毅然投身护理事业。1850 年,南丁格尔在德国凯撒斯韦特城在护理人员培训班接受了 3 个月的训练,并深入调查英、法、德护理工作中存在的问题。1853 年回国后,她担任英国伦敦妇女医院的院长,强调新鲜空气、舒适、安全的环境对患者健康恢复的重要性,该院护理工作大为改进。

1854—1856 年,克里米亚战争爆发,当时英军的医疗设备及条件非常落后,管理混乱,英国士兵由于得不到合理的救护,伤员的死亡率高达 42%。南丁格尔听闻后,当即申请前往战地,获批准后,她率领 38 名护理人员奔赴前线治疗伤病员,她顶住前线医院管理人员的抵制和非难,克服重重困难,努力改善医院环境、增加伤病员营养摄入;清洗伤口、消毒物品、维持清洁;建立阅览室、重整军中邮务,方便士兵与家人通信,使他们的心灵得到慰藉;建立护理巡视制度、密切观察病情。士兵们亲切地称她为"提灯女神""克里米亚天使"。在她带领的护理团队的努力下,短短半年,前线伤病员死亡率下降至 2.2%。这奇迹般的护理效果改变了人们对护理的看法。南丁格尔回国后,受到全国人民的欢迎,英国政府授予她勋章、奖品及奖金以表彰她的贡献。

经过这些护理实践,南丁格尔更加坚信护理是一门科学,她把一生都奉献给了护理事业。为纪念这位护理学专业的奠基人,1912 年国际护士会将她的生日定为国际护士节。同年,红十字国际委员会在美国华盛顿召开第九届大会,首次颁发南丁格尔奖章,作为各国护理人员的最高荣誉奖,每两年颁发一次。我国从 1983 年开始参加南丁格尔奖的评选,至 2023 年,已有 90 名优秀护理工作者获此殊荣。

 知识链接

素质拓展

中国首位"南丁格尔奖"获得者——王琇瑛

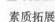

王琇瑛(1908—2000),护理专家和学者。她把一生都献给了祖国,献给了人民,献给了护理事业,在培养公共卫生护理人才与宣传卫生保健知识方面作出了卓越贡献。1983 年 5 月 12 日,红十字国际委员会授予王琇瑛南丁格尔奖章,这是中华人民共和国护理工作者首次荣获这项国际护士界的最高荣誉。

"患者无医,将陷于无望;患者无护,将陷于无助。""国家不可一日无兵,亦不可一日无护士。护士的工作必须像田园中的水一样灌注到人们生活中的每个角落。"王琇瑛对护理工作的诠释正是她一生履行的誓言。她的精神、品格教育和激励了一代又一代护理人,我们对她最好的纪念就是传承!

南丁格尔对护理的主要贡献包括以下几个方面。

(1)为护理向科学化发展奠定了基础:她确定了护理学的概念和护理人员的任务,创立了第一个护理理论——护理环境学说,提出了公共卫生的护理思想,重视患者的生理和心理护理。同时,由于她的努力,护理逐渐摆脱了教会的控制和管理而成为一门独立的专业。

(2)著书立说,阐明护理思想:南丁格尔一生写了大量的日记、书信、著作。其中最著名的是《医院札记》和《护理札记》,她在书中阐述了自己的护理思想和对护理的建议,以及对改革医院管理及建筑方面的构想。这两本书被各国护理人员视为必读的护理学经典著作。同时,她还先后发表了 100 多

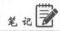

篇护理论文。

（3）致力于科学的护理教育：南丁格尔认为护理工作是一门正规的职业，护理人员必须接受严格的科学训练，而且应该是品德优良、有献身精神的高尚之人。1860年，她用政府授予她的奖金在英国伦敦圣托马斯医院创办了世界上第一所正规的护士学校，即南丁格尔护士训练学校。学校采用全新的教育体制和方法来培养护理人员，该校的办学宗旨、培养模式、课程设置及组织管理模式为许多护士学校的建立奠定了基础，促进了护理教育的快速发展。

（4）建立护理管理体制：南丁格尔提出护理要采用系统化的管理方式，强调在设立医院时必须先确立相应的护理政策，医院必须建立护理组织机构，护士必须受过专门的培训。同时也制定了医院设备及环境方面的管理要求，提高了护理工作效率和护理质量。她的管理思想和管理制度在全世界得到了推广应用。

（5）其他方面：她强调护理伦理及人道主义护理理念，要求平等地对待患者，不分信仰、种族、贫富，给患者平等的护理；强化护理人文关怀，提出不仅要关注患者生理上的疾病，还要给予心理护理；同时还注重护理人员的训练及资历要求等。

2. 现代护理学的发展 从19世纪开始，现代护理学的发展与各国的政治、经济、文化、教育、宗教、妇女地位及人民生活水平等密切相关，并逐渐实现了从职业化向专业化的发展。

（1）建立完善的护理教育体制：自1860年后，欧美许多国家的南丁格尔式的护士学校如雨后春笋般出现。如1901年美国约翰霍普金斯大学开设了专门的护理课程；1924年耶鲁大学首先成立护理学院，学生毕业后可以取得护理学士学位，并于1929年开设硕士学位；1964年加州大学旧金山分校开设了第一个护理博士学位课程；1965年美国护士协会首次提出，凡是专业护士都应该有学士学位。其间，世界其他国家和地区也创建了许多护士学校及护理学院，使护理教育形成了系统化、多层次、完善的教育体制。

（2）护理向专业化方向发展：主要表现在对护理理论的研究及探讨不断深入，对护理科研的重视及投入不断增加，各种护理专业团体逐步形成。护理作为一门为人类健康事业服务的专业，得到了进一步的发展和提高。

（3）护理管理体制的建立：在南丁格尔管理思想的影响下，世界各地都相继应用了她的护理管理模式，并将管理学的原理与技巧应用到护理管理中，强调人性化管理，并指出护理管理的核心是质量管理。对护理管理的要求更加具体和严格，如美国护理协会对护理管理者有具体的资格及角色要求，符合条件者才能被任命为护理管理者。

（4）临床护理分科：从1841年开始，特别是第二次世界大战结束以后，随着科学技术的发展和现代治疗手段的进一步提高，护理专科化的趋势越来越明显，要求也越来越高，除传统的内、外、妇、儿、急症等分科外，还有重症监护、职业病、老年病等分科的护理，同时也向社区及家庭护理拓展。

3. 国际护理专业组织及刊物

（1）国际护士会（International Council of Nurses，ICN）：ICN是世界各国自治的护士协会代表组织的国际护士群众团体，于1899年在英国伦敦成立，成立的目的是促进各国护士之间的交流。

国际护士会的宗旨：①推动各国的健康服务，提高护理学术标准；②改革护理教育的设施，扩大护理服务的范围；③通过改善护士的职业、社会及经济条件来提高护士的地位；④与相关的卫生机构及组织合作；⑤强调护士应尽自己公民的职责；⑥发展护士间的国际合作及友谊。

国际护士会的任务：①提高护理教育水平，培养合格的护士；②协助各国护士发展其全国性的护理组织；③充当各国护士的代言人；④改善护士的福利状况及社会地位。

（2）主要的护理刊物：1900年，《美国护理杂志》（American Journal of Nursing）创刊。国际护士会的正式刊物为1926年出版发行的《国际护士报》（International Nursing Report）。1952年《护理研究杂志》（Nursing Research）创刊。现在主要的护理刊物包括《国际护理研究杂志》（International Journal of

Nursing Studies）、《高级护理杂志》(*Journal of Advanced Nursing*)、《护理学新进展》(*Advances in Nursing Science*)、《护理展望杂志》(*Nursing Outlook*)、《北美护理杂志》(*Journal of North American Nursing*)以及各专科护理杂志。

二、中国护理学的发展概况

（一）我国古代护理的产生与发展

我国的传统医学历史悠久，在几千年的发展中建立了自己独特的理论体系及治疗方法，一直保持医、药、护不分的状况，强调"三分治，七分养"，"养"即护理。我国古代医学书籍记载了非常丰富的护理理论与技术，如《黄帝内经》中提到饮食调理、心理因素、环境和气候改变对疾病恢复的影响，并提出"扶正祛邪""圣人不治已病，治未病"的疾病预防观点。晋朝葛洪的《肘后备急方》记载了导尿术："小便不通，土瓜根捣汁，入少水解之，筒吹入下部"，其中"筒"是导尿工具。唐代名医孙思邈的《备急千金要方》也记录了将葱叶去尖、插入尿道的独创导尿方法，并提出了凡衣服、巾、枕等不与别人共用的预防观点。中医护理的主要观点是整体观和辨证施护，认为人是一个经络互联、肺腑相关的整体，与自然界密切联系，天人合一，根据阴阳、五行、四诊、八纲、脏腑辨证的理论和方法，辨别患者表里、虚实、寒热的症候，采取不同的护理原则和方法进行有针对性的护理，如扶正祛邪、同病异护、异病同护、急则护标、缓则护本等。中医护理采用的技术主要有针灸、推拿、拔火罐、刮痧等。

（二）我国近代护理的发展

1.**西方护理的影响** 鸦片战争后，西方医学思想涌入中国。1835 年，英国传教士巴克尔在广东建立了第一所西医医院，1837 年以短训班的形式培养护理人员。1887 年，第一位来华的美国护理人员麦克奇尼在上海妇孺医院推行"南丁格尔护理制度"。1888 年，美国人埃拉·约翰逊在福州开办了中国第一所护士学校。1900 年以后，中国各大城市建立了许多教会医院并开办护士学校培训护理人员，形成了欧美式的中国护理，当时医院环境、护理人员服装、护理操作规程、护理教材亦多秉承其观点和习惯。

2.**我国近代护理** 1915 年，在全国范围内开始实施护士毕业会考，会考合格的毕业生有资格从事护理工作。1920 年，北京协和医学院建立了协和高等护士专科学校，是中国第一所具有本科水平的护士学校，为国家培养了一批高水平的护理师资和护理人才。1932 年，中国第一所正规的公立护士学校——中央护士学校于南京成立。1934 年 12 月，国民政府教育部成立"中央护士教育委员会"，成为中国护士教育的最高行政领导机构。1936 年，当时的卫生部开始管理护士注册事宜，护士学生毕业后通过会考、经注册后领取护士证书。

1927—1949 年，在中国共产党的领导下，革命根据地的护理工作在为战地军民提供护理服务的过程中不断壮大。1931 年，江西汀州开办"中央红色护士学校"。1941 年，延安成立了"中华护士学会延安分会"。成千上万的护理工作者奔赴前线，救治伤病员。1941 年和 1942 年，毛泽东同志两次亲笔题词"护士工作有很大的政治重要性"和"尊重护士，爱护护士"，为护理发展史谱写了新的篇章。至1949 年，全国共有护士学校 183 所，护士 3 万多名，当时全国人口为 6 亿，护士的数量远远不能满足医疗保健及人民健康的需要。

（三）我国现代护理的发展

中华人民共和国成立后，护理工作得到了党和国家的重视，特别是党的"十一届三中全会"以后，开始蓬勃发展护理事业。2011 年 3 月，护理学从临床医学下的二级学科改设为一级学科，为中国护理事业的发展翻开了崭新的篇章。

1.护理教育体制逐步完善

(1)多层次的学历教育:1950年,卫生部召开第一届全国卫生工作会议,将护理学专业列为中等教育,学制3年,制订了全国统一的教学计划,并编写统一的教材。此后,国家培养了大批中等学历护理人员。1952年后,国家取消了高等护理教育,当时的目的是集中有限资源以更快更好地培养护理人员,却导致了护理高等教育人才的缺乏,护理师资、管理人员、科研人员后继无人的结果,严重阻碍了我国护理专业的发展。1966—1976年,几乎全部的护理学校被停办、解散,护理教育停滞。直到1979年,中断的护理教育陆续恢复。

1983年,教育部和卫生部联合召开会议,决定恢复高等护理教育,要多培养高层次护理人才,提高护理人员的学历水平,促进学科的发展。同年,天津医学院率先开设五年制护理本科专业。1985年,全国有8所医学院校招收护理学本科生。1992年,北京医科大学开始招收护理学硕士研究生。2004年,北京协和医学院、第二军医大学和第三军医大学分别开始招收护理学博士研究生。2011年,四川大学护理学院、第三军医大学护理学院、哈尔滨医科大学护理学院等成为国家首批护理学一级学科博士学位授权点。至此,我国形成了较完整的护理教育层次。

(2)岗位教育和继续教育:1979年开始,我国陆续对护士进行岗位教育。1996年,卫生部继续教育委员会正式成立。1997年,卫生部继续教育委员会护理学会组成立,标志着护理继续教育被纳入国家规范化管理。2005年,卫生部在《中国护理事业发展规划纲要(2005—2010年)》中提出加大对重点科室专科护理人员的培训。2007年,卫生部要求结合国家大力发展社区卫生服务的需求,积极开展社区护士的培训工作。2011年12月《中国护理事业发展规划纲要(2011—2015年)》中指出,我国将着重在重症监护、急诊急救、血液净化、肿瘤护理、手术室护理、精神科护理等领域培养临床专科护士2.5万名。为规范培训,由卫生部制订统一的培训大纲和培训标准,并逐步完善专科护士规范化培训制度,专科护士培训与使用得到快速发展,促进了护理学科发展。

2012年4月28日,我国在《关于实施医院护士岗位管理的指导意见》中规定,对新护士必须实行岗前培训和岗位规范化培训,以提高护士为患者提供整体护理服务的意识和能力。2016年2月16日,国家卫生和计划生育委员会发布《新入职护士培训大纲(试行)》,对新护士的培训目标、内容、时间等提出明确要求,对指导各地规范开展新护士培训工作提供了具体指导。

2.护理管理体制逐步健全

(1)健全护理管理系统:从1979年开始,卫生部加强了对护理工作的管理。1982年,卫生部医政司设立了护理处,负责全国护士的管理,制定有关政策、法规等,建立健全了护理管理系统。

(2)建立晋升考核制度:1979年,卫生部公布《卫生技术人员职称及晋升条例(试行)》,规定护理人员的专业技术职称分为护士、护师、主管护师、副主任护师、主任护师5级,使护理专业有了较完善的晋升考核制度。

(3)建立执业准入制度:1993年,卫生部颁布《中华人民共和国护士管理办法》,这是中华人民共和国成立以来第一个关于护士执业考试和执业注册的法规。1995年6月,我国首次举行全国护士执业考试。2008年1月,国务院颁布《护士条例》,自2008年5月12日起正式施行。根据《护士条例》,卫生部配套颁布了《护士执业资格考试办法》《护士执业注册管理办法》,建立了护士岗位准入制度、护士执业注册制度,在立法层面维护了护士的合法权益,明确了护士的义务、责任和法律地位,标志着中国的护理管理将逐步走上了正规化、标准化、法治化的轨道。

3.护理科研水平不断提升 高等护理教育的发展促进了护理科研的起步,护理研究领域不断拓展,科研学术交流日益广泛。随着科研活动增强,护理人员撰写的护理论文、论著及护理教材相继出版,其数量和质量稳步提升,对完善护理学科理论体系、提高临床护理质量起了很大的推动作用。国内外护理学术交流也日趋活跃,尤其是改革开放后,中华护理学会及各地医学院校先后与美国、英国、加拿大、澳大利亚、德国、日本及东南亚一些国家建立了学术联系,采取互访交流、师资培训、联合培养

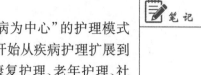

硕士和博士等方式与国际护理界沟通,促进了我国护理学科的持续发展。

4.护理实践领域日益扩展 20世纪80年代初,我国的临床护理由"以疾病为中心"的护理模式逐步转变为"以人的健康为中心"的系统化整体护理。护理工作的内容和范围开始从疾病护理扩展到全人类的健康保健,护理人员的工作场所开始从医院走向家庭、社区,开拓了康复护理、老年护理、社区护理、家庭护理等新领域。2000年,我国开始尝试开展高级护理实践,浙江邵逸夫医院和广州中山大学附属肿瘤医院率先设立高级临床专科护士,迈出了我国高级护理实践的第一步。随后,广州、北京等全国各地的专科护士规范化培训蓬勃发展,培养了一大批临床亟需的专科护理人才。

5.中国护理专业组织及刊物

(1)中华护理学会(Chinese Nursing Association,CNA):1909年,中国中部看护组织联合会在江西庐山牯岭成立;1914年,更名为中国护士会;1928年,我国护士伍哲英成为首任中方会长;随后50年内,先后使用中华护士会、中华护士学会、中国护士学会等名称;1964年,更名为中华护理学会,受中国科协和卫生部的双重领导。

(2)主要刊物:1954年,《护理杂志》创刊并在全国发行,1981年改为《中华护理杂志》并沿用至今。我国现有的主要护理杂志包括《中国护理管理》《中华护理教育》《护理学杂志》《中国实用护理杂志》《中华现代护理杂志》《护理研究》《护理管理杂志》《国际护理学 杂志》等十余种。

三、中国护理工作的展望

(一)护理教育高学历化

由于社会科学技术以及人们文化价值观的改变,同时也随着现在人们对健康的需求日益增加,对于护理服务的需求越来越迫切,社会对护理人力资源的水平和教育层次也提出更高的标准。护理人员必须不断学习新的知识和技能来提高自己的能力和水平,护理教育高学历化不仅提高了护理服务质量,而且也获得了较高的社会地位。目前,我国护理人员的基本学历从以中专为主逐步转向以大专、本科为主,护理学硕士、博士人数不断增多。同时在培养目标上,以提高护理人员素质作为主导目标,在培养护士良好护理理论知识和技能的基础上,注重心理素质和人文素质的培养,使其在变化和竞争中具有较强的社会适应能力。

(二)护理工作特色化

随着护理学科的不断发展,护理人员所采取的护理模式将会不断完善,运用护理程序,尊重护理对象的个人自主权益,同时做到个别性、连续性、整体性的护理服务,强调"以人为本"。同时可以将中医医学的理论、技术融会贯通于现代护理理论、技术之中,结合脏腑经络、阴阳五行学说为护理对象辨证施护,创建具有中国特色的护理已经成为一个很重要的课题和研究方向。

(三)护理工作法治化

在我国法治化建设的推进下,国务院相继颁布了《医疗事故处理条例》和《护士条例》等一系列相关的法律法规,这些法律法规的颁布,保护了患者和医疗机构的合法权益,同时也保障了医护人员的合法权益,维护了医疗秩序,保障了医疗安全,促进了医学科学发展。

(四)护理工作国际化

护理工作国际化主要是指护理专业目标、护理专业标准、护理职能范围、护理管理方法、护理教育、护理人才流动的国际化。随着全球经济一体化进程的加快,护理领域的国际化交流与合作日益扩大,跨国护理援助和护理合作增多,知识和人才的交流日趋频繁。

☞**考点提示:**护理学的形成与发展中的重要事件。

第二节　护理学的相关概念及知识体系

一、护理的概念

护理的概念是随着护理专业的形成和发展变化和发展的,1859年南丁格尔提出:"护理的独特功能在于协助患者置身于自然而良好的环境下,恢复身心健康。"1885年她又指出:"护理的主要功能在于维护人们良好的状态,协助他们免于疾病,达到他们最高可能的健康水平。"

1966年美国护理学家韩德森指出:"护理的独特功能是协助个体(患者或健康人)执行各项有利于健康或恢复健康(或安详死亡)的活动。当个人有足够的力量、意志或知识时,能独立地做到自理,否则,护士就要帮助满足其基本需要,使其尽快地恢复自理能力。"此定义阐明护理以所有人类为对象,护理的目标是使健康的人更加健康并免于疾病(有利于健康),患病的人得到早日康复并免于疾病恶化(恢复健康),濒死者得以安详走向人生旅程终点(安详死亡)。

1970年美国护理学家罗杰斯指出:"护理是一种人文方面的艺术和科学,它直接服务于整体的人。护理要适应、支持或改革人的生命过程,促进个体适应内、外环境,使人的生命潜能得到发挥。"

1980年美国护士学会提出:"每个人对自身存在的或潜在的健康问题,必有一定的表现和反应,对这种反应的诊断和治疗即称为护理。"此定义表明护理以处于各种健康水平的人为研究对象,护理人员必须收集护理对象的资料并评估其健康状况,应用有关自然、社会和行为科学知识与护理理论去认识护理对象的各种反应;采取适当的护理措施去解决已存在的及潜在的健康问题,并评价其成效。

我国著名护理专家王琇瑛认为:"护理是保护人民健康,预防疾病,让患者恢复健康的一门科学"。

以上护理概念各有不同的表达方式及侧重点,但从中可见一些共同见解。

(1)护理是助人的,为人类健康服务的专业,护理的研究对象是整体的、处于不同健康状况的人。

(2)护理可协助无法自我照顾者接受高质量的照顾,促进其发挥潜能并执行有益于健康的活动。

(3)护理的目的是协助个体促进健康,预防疾病、恢复健康、减轻痛苦。

(4)护理能增强人的应对及适应能力,满足人的各种需要。

(5)护理必须应用科学的工作方法,以发挥独立性及相互依赖性的护理功能,达到个人、团体、社会的健康需要。

(6)护理学是一门综合自然科学和社会科学知识的、独立的应用科学。

(7)护理将继续不断地适应人类健康和社会变化的需要,修正护理人员的角色和功能。

二、护理学的概念

现代护理学的理论框架是由人、环境、健康、护理4个基本概念组成的。对这4个基本概念的理解和认识水平直接影响护理工作内容、实践范畴、研究领域、护理人员的角色功能及专业行为。

(一)人

护理的服务对象是人,人是护理的核心。护理中的人不仅涉及个体,也包括由个体组建的家庭、社区、团体或整个社会。

1.人是一个整体　人是由生理、心理、社会和文化等要素组成的统一整体,具有生物属性和社会属性。人的生物属性体现在人是由组织、器官、系统构成的生物体。人的社会属性体现在人是在社会环境中成长,可具有独特的思想、情感、精神、文化、习惯、信仰等。人的生理、心理、社会等各方面相互作用、相互影响,只有各个功能正常运转,才能获得最佳的健康状态。护理人员要具有人的整体观意识,在护理实践中关注服务对象的生理、心理、社会功能。

2. 人是一个开放系统 人是生活在复杂的社会环境中的有机体,是自然系统中的一个子系统,不断地与环境间进行信息、能量和物质的交换,构成了相互制约、相互作用的统一体。人必须不断适应环境的变化以保持机体的平衡。强调人是一个开放的系统,在护理上有着特殊的意义,护理人员不仅要关注服务对象局部的变化,还应考虑周围环境对人的影响,并帮助个体调整以获得并维持身心的平衡,即健康状态。

（二）环境

环境是人类生存和生活的空间,是影响人类生命和生长的所有内部因素和外界条件的总和,分为内部环境和外部环境。外部环境是以人为中心的生存环境,包括自然环境、社会环境。护理活动本身就是维护和促进生命活动良好质量的外部环境因素。人的一切活动,特别是人的生命活动过程都在环境中进行。对环境的调控、改善是护理活动的重要内容和护理研究的主要范畴。

（三）健康

健康是人的一种安适状态,是人类生命活动本质和质量的反映。1989 年,世界卫生组织（World Health Organization, WHO）对健康提出了新的概念:"健康不仅是没有疾病,而且包括躯体健康、心理健康、社会适应良好和道德健康。"这个四维健康观体现了现代医学模式的指导思想,既考虑了人的生物属性,又兼顾了人的社会属性。护理的主要目标是帮助人们减轻痛苦、恢复健康、预防疾病和促进健康,护理活动的最终目标是提高全人类的健康水平。因此,对健康概念的认识和理解直接影响护理人员的行为方式、服务方式和服务范畴。

（四）护理

随着护理学科的不断发展和完善,护理学的概念经历了以下 3 个阶段的演变过程。

1. "以疾病为中心"的阶段（19 世纪 60 年代至 20 世纪 40 年代） 此阶段为现代护理发展初期。人们认为没有躯体疾病就是健康,只有生物学因素才会引起疾病,一切医疗活动都以治疗疾病为目的,从而形成了"以疾病为中心"的医学指导思想。此期,护理没有形成独有的理论体系,护理的重点是协助医生治疗疾病。此阶段护理特点:①护理成为一门专门的职业,从事护理工作的人员必须经过专门的培训;②形成了一套较规范的疾病护理常规与护理技术操作程序;③护理的工作场所是医院,工作的重点是协助医生治疗疾病。

"以疾病为中心"的护理的缺陷是"只见病不见人",忽视了人的整体性,护理从属于医疗,研究领域局限,束缚了护理学专业的发展。

2. "以患者为中心"的阶段（20 世纪 40 年代至 20 世纪 70 年代） 随着社会的进步和发展,人们对健康与疾病的认识发生了改变,开始重视社会心理及生活方式对健康的影响。社会科学中的系统论、人类基本需要层次理论、人和环境的相互关系学说等的提出和确立,为护理学的进一步发展奠定了理论基础,促使人们认识健康与心理、社会、环境之间的关系。此时,西方国家提出了"护理程序",为护理提供了科学的工作方法,护理从"以疾病为中心"转向了"以患者为中心"。此阶段护理特点:①强调护理学是一门专业,医护双方是合作伙伴,护理人员按护理程序的工作方法对患者实施护理;②形成了护理学的知识体系;③护理工作为应用护理程序解决患者的健康问题,工作场所仍限于医院内。此阶段,"以患者为中心"的护理是以医院的患者为服务对象,护理研究内容局限,未涉及全民健康。

3. "以人的健康为中心"的阶段（20 世纪 70 年代至今） 在新的生物－心理－社会医学模式的指导下,护理不再只重视服务对象生理或病理反应的缺陷,而将人看作具有生理、社会、心理需求的整体。1977 年 WHO 提出的"2000 年人人享有卫生保健"的全球卫生战略目标,成为世界各国卫生工作者的努力方向,"以人的健康为中心"的护理模式形成。此阶段护理特点:①护理学已经发展为一门为人类健康服务的应用学科;②护理的服务对象是整体的人,护理是诊断和处理人类对现有的和潜在的

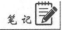

健康问题的反应;③护理的工作场所从医院扩展到家庭、社区乃至全社会。此阶段具有代表性的护理专家玛莎·罗杰斯在 1970 年将护理定义为:护理服务的对象是整体的人,护理是帮助人们达到其最佳的健康潜能状态。凡是有人的地方,就有护理服务。

人、健康、环境和护理 4 个基本概念是密切相关的,其中核心概念是人,人是护理服务的对象,人的健康是护理实践的重心。健康是机体处于内、外环境平衡以及多层次需要得到满足的安适状态。人类的健康与环境相互依存、相互影响。良好的环境促进人类健康,不良的环境则危害健康。护理通过改善环境帮助服务对象适应环境,使其达到最佳的健康状态。

三、护理学的学科体系

(一)临床护理

临床护理服务的对象是患者,内容包括基础护理和专科护理。

1. 基础护理　基础护理是运用护理学的基本理论、基本知识和基本技术,去满足患者的基本需要,是各专科护理的基础。内容包括饮食护理、观察病情、预防医院感染、临终关怀及医疗文件的记录等。

2. 专科护理　专科护理是以护理学和各医疗专科理论、知识、技能为基础,结合各专科患者的特点及诊疗要求进行护理。主要包括各专科护理常规,护理技术,心、肾、肺、脑功能的监护及脏器移植等的护理。

(二)社区护理

社区护理的对象是一定范围的居民和社会团体。它是以临床护理的知识和技能为基础,以整体护理观为指导,借助有组织的社会力量,结合社区的特点,深入到家庭、学校、工厂、机关等领域,开展家庭护理、预防疾病、妇幼保健、健康教育、健康咨询、预防接种及防疫灭菌等工作。

(三)护理教育

护理教育一般划分为基础护理教育、毕业后护理教育和继续护理教育三类。基础护理教育分为中专教育、大专教育、本科教育;毕业后护理教育包括岗位培训及研究生教育;继续护理教育是向正在从事护理工作的在职人员提供的以学习新理论、新知识、新技术和新方法为目标的在职教育。

(四)护理管理

护理管理是运用管理学的理论和方法,对护理工作的人、财、物等要素进行计划、组织、指挥、协调和控制等的系统管理,以保障护理工作正确、及时、安全、有效地进行,提高护理工作的效率与质量。

(五)护理科研

护理科研可以促进护理理论、知识、技能更新,推动护理学科发展。护理科研的研究内容涉及护理实践活动的各个方面。护理学的研究方法有观察法、科学实验法、调查法和理论分析法等。

四、护理学的知识体系

(一)西方国家对护理学知识体系的认识

美国学者卡渤认为护理的对象是人,护理学的概念及知识应该包括以下 5 个方面。

1. 伦理学知识　护理人员在履行职责的过程中,通过厘清职业道德、伦理方面问题,建立护理价值观念,进行代言性的护理活动等方法,获取护理伦理方面的知识。护理伦理学知识通常以伦理法典、伦理原则、伦理指导等方式出现。

2. 美学知识　护理人员通过感官、行为、态度等方面的实践,获取护理艺术技能或护理行为方面的美学知识。

3. 个人知识　个人知识可以通过自我开放、对人的深入思考、对护理现象的分析等方面来获取。从研究角度看,个人知识常采用定性研究的方法获取。

4. 科学知识　指通过收集资料、进行评判性的分析等科学实验的方法所获取的护理学知识,用以描述、解释及预测护理现象。从研究角度看,科学知识是通过科学实验的方法所获取的护理学知识。

5. 社会政治文化知识　指社会政治、经济、文化、科学对护理的影响,以及在此影响下护理人员角色的拓展和延伸。

（二）我国对护理学知识体系的认识

受医学教育模式的影响,中国护理教育一直采用三段式的教育模式。近年来,随着科学技术的发展及护理科研的深入,护理学的知识体系也在不断丰富和完善。

1. 基础知识

（1）自然科学知识:如生物学、物理学、化学等。

（2）医学基础知识:如解剖学、生理学、病理学、药理学、病原微生物学、预防医学等。

（3）人文及社会科学知识:如文学、美学、教育学、心理学、伦理学等。

（4）其他方面:如计算机应用、文献检索、英语等。

2. 护理专业知识

（1）护理学的基础知识:如护理学导论、基础护理学、健康评估等。

（2）临床专科护理知识:指各专科护理的理论及技术,如内科护理学、外科护理学、妇产科护理学、儿科护理学、母婴护理学、康复护理学等。

（3）预防保健及公共卫生方面的知识:如社区护理学、公共卫生护理、灾害护理等。

（4）护理管理、教育及科研方面的知识:如护理教育、护理管理、护理科研、循证护理等。

☞考点提示:护理概念的演变过程。

第三节　护理学的任务、范畴和工作方式

一、护理学的任务

我国医药卫生护理事业的基本任务是保护人民健康、防治重大疾病、控制人口增长、提高人口健康素质,解决经济、社会发展和人民生活中迫切需要解决的卫生保健问题,以保证经济和社会的顺利发展。为完成这一任务,护士不仅要在医院为患者提供护理服务,还需要将护理服务扩展到社区和社会,为健康人群提供保健。这就要求护士以整体观评估、分析和满足个体和群体生理、心理、社会、精神、文化、发展等方面的需求,帮助服务对象获得最大程度的健康。护士需要帮助服务对象解决以下4个与健康相关的问题。

1. 促进健康　促进健康是帮助服务对象获取维持或增进健康所需的知识及资源。促进健康的目标是帮助服务对象维持最佳健康水平或健康状态。

2. 预防疾病　预防疾病是护士通过一系列护理活动帮助服务对象采取行动积极地控制健康危险因素和不良行为,以预防和对抗疾病。

3. 恢复健康　恢复健康是帮助服务对象在患病或出现影响健康的问题后,改善其健康状况。

4. 减轻痛苦　减轻痛苦是护士所从事护理工作的基本职责和任务。通过学习护理学基础知识和各专科知识,掌握技能并运用于临床护理实践,帮助服务对象减轻身心痛苦,提高生活质量。

二、护理学的研究范畴

护理学的内容和范畴是随着护理实践的不断深入而不断发展的,主要包括理论和实践两部分。

笔记

（一）护理学的理论范畴

1. 护理学研究的对象　从研究单纯的生物人向研究整体的人、社会的人转化。

2. 护理学与社会发展的关系　体现在研究护理学在社会中的作用、地位和价值，研究社会对护理学发展的促进和制约因素。如老年人口增多、慢性病患者增加使社区护理迅速发展；信息高速公路的建成使护理工作效率得以提高，也使护理专业向着网络化、信息化迈出了坚实的步伐。

3. 护理专业知识体系与理论架构　专业知识体系是专业实践能力的基础。自 20 世纪 60 年代后，护理界开始致力于发展护理概念与理论模式，并将这些理论用于指导临床护理实践。

4. 护理交叉学科和分支学科　护理学与自然科学、社会科学、人文科学等多学科相互渗透，相互促进，相互启迪，相互借用，形成许多新的综合性交叉学科和分支学科，从而在更大范围内促进了护理学科的发展。

（二）护理学的实践范畴

护理学的实践范畴很广，根据不同的划分方式有不同的内容，具体详见本章第四节护理专业概述。

三、护理的工作方式

整体护理自 20 世纪 80 年代初引入我国，经过近四十年的探索、应用与发展，促进了生物－心理－社会医学模式的整体转化，也逐步实现了护理工作模式由以疾病为中心的功能制护理向以患者和人的健康为中心的责任制整体护理的转变。整体护理的开展，使护理质量关注的重点更侧重患者的满意度和具体护理的实施效果，促进了护理质量的提高，对护理事业的发展起到了积极的推动作用。常见的整体护理工作模式主要有以下几种。

（一）小组制护理

小组制护理即以分组的形式对患者进行的护理服务。小组护理自 20 世纪 50 年代开始在西方国家实行，具体方法为小组成员由护师、护士、助理护士、实习护士等不同级别的人员组成，组长由经验丰富、业务能力强的护理人员担任，负责制订护理计划和措施，带领小组成员完成工作任务，共同实现护理目标。一般每个小组由 3~4 名护士组成，每组分管 10~20 个患者。其优点是能优化组合护理人力资源，发挥团队合作精神，工作气氛良好，护士工作满意度高；减少新手的焦虑；能够较持续地对患者进行护理，护患之间能够更好地交流。其缺点是护士没有明确的护理对象，个人责任感相对较弱；小组成员之间需要相当长时间的磨合与沟通；组长的工作能力、经验、水平影响整个小组的护理质量。

（二）责任制护理

责任制护理是由责任护士和辅助护士运用护理程序的理论与方法对患者进行全面、系统的整体护理。责任制护理于 1955 年由美国护理学者莉迪娅·郝尔率先提出，后在美国明尼苏达大学医院首先实践，20 世纪 80 年代初引入我国。具体方法是以患者为中心，每位患者由一名责任护士负责，对患者实行 8 小时在岗、24 小时负责制的护理。由责任护士全面评估患者情况，确定护理诊断，制订护理计划、实施护理措施，并追踪评价护理效果。其优点是护士责任明确，自主性增强，能全面了解患者情况，为患者提供连续、整体、个性化的护理。其缺点是此种护理方式对责任护士的能力水平要求较高，护士工作的心理压力和风险明显增加；护理病历书写任务重，对护理人力资源需求量较大；责任护士对患者 24 小时全面负责难以实现，不能真正做到连续性的整体护理。

（三）系统化整体护理

系统化整体护理是一种以现代护理观为指导，以护理程序为核心，将临床护理服务与护理管理科学结合起来,系统地实施整体护理的临床护理工作模式。系统化整体护理是 20 世纪 90 年代早期发展起来的一种新的护理模式,具体方法是以患者为中心,将临床护理各环节系统化;在护士的职责与评价,标准化的护理计划,患者的健康教育计划、出院计划,各种护理表格的填写等方面都以护理程序为框架,环环相扣,以确保护理服务的水平及质量;同时在全院范围内建立各种支持系统,将护理人员从烦琐的、非专业性质的工作中解脱出来。其优点是护士责任感加强,主动性、积极性得到充分发挥,患者能得到连续、系统的整体护理、其缺点是耗费较多人力,各种规范化表格及标准计划的制订有一定的难度。

（四）责任制整体护理

近年来,我国医疗卫生体制改革不断深化,对临床护理服务的要求也逐渐提升。2010 年 1 月,卫生部在全国卫生系统启动了"优质护理服务示范工程",要求将临床护理工作模式转变为责任制整体护理,以"到 2015 年,全国所有三级医院和二级医院全面推行责任制整体护理的服务模式"为发展目标。整体护理与责任制护理模式相结合,形成了一种新型的护理工作模式。该种模式由责任护士对自己直接分管的患者进行病情观察、专业照护、心理护理、健康教育以及康复指导等,确保为患者提供全面、全程、专业、人性化的优质护理服务;同时建立健全医院各种支持系统,包括合理配置护士、制订标准护理计划和标准健康教育计划,保证护士直接护理的时间,以提高护理质量。

（五）其他护理工作模式

1. 个案护理 是最早的护理模式,指由一名护理人员只负责一位患者的全部护理,多用于病情较重、需要特别护理的患者。其优点是护士责任明确,能全面掌握患者的情况,及时满足患者的各种护理需要;护士能力可以得到充分发挥,体现个人才华,满足其成就感,并能建立良好的护患关系。但此种工作方法耗费大量人力,且护士只能在班负责,不能实施连续性护理。

2. 功能制护理 是以现代工业的流水作业法为指导,以护理工作任务为中心,设置不同岗位功能,按照岗位设置匹配护理人员。如治疗护士负责日常注射、采血等常规治疗执行,办公室护士负责医嘱的整理,体温单的绘制、药品管理等工作。其优点是岗位职责明确,便于组织管理,工作效率高,节省人力。缺点是属于片段分割模式,护理工作连续性差;以完成医嘱和日常治疗为中心,忽视患者的心理护理;以机械性完成任务为目的,缺乏主动性和创新性;护理人员不断地进行重复性的工作,容易产生倦怠感。

3. 综合护理 是一种通过有效地利用人力资源、恰当地选择并综合应用上述几种护理工作模式,为服务对象提供护理服务的工作模式。此种模式具有节约成本、提升效率、提高质量等优点。在临床护理实践中,最常见的综合护理服务模式是将小组制护理与功能制护理相结合,或是将责任制护理与小组制护理相结合等。其优点是有利于护士为患者实施整体护理,工作效率高,注重成本效益;为护士提供良好的个人发展空间,护士责任心、成就感增强。缺点是此种护理方式对护士的能力要求较高,护理人力投入较多。

☞ **考点提示**:护理的工作方式。

第四节 护理专业概述

随着社会的进步、人民生活水平的提高及健康需求的增加,护理学专业在深度和广度上不断发展,成为一门具有很强的科学性、社会性和服务性的独立学科和专业。

一、护理专业的特征

经过护理人员的长期努力,护理专业从教育体制、科研水平、理论研究、临床实践、专业团体等方面不断完善和提高,其作为一门独立的专业具有以下特征。

(一)提供健康服务,满足社会需求

一门专业必须具备为社会服务的特征。护理是利他的活动,其目的是护理人员应用自己的专业知识及技能,为服务对象提供护理服务,最大限度地满足人们的健康需求。

(二)有完善的教育体制

作为一门专业,从业人员需要具备扎实的教育基础。目前,高等护理教育已形成了涵盖学士、硕士、博士、博士后等多层次、多渠道的教育体制。

(三)有系统完善的理论基础

任何一门专业必须有完善的理论基础和技术来支持其实践。护理学以自然科学、社会科学、人文科学及医药学等作为理论基础,并不断丰富其独特的理论体系,同时还具备本专业规范的操作技术,以指导护理教育、科研及实践。

(四)有良好的科研体系

科研是保持专业更新及发展的重要手段。国外护理科研体系较为完善和成熟,我国的护理科研虽然起步较晚,但随着硕士、博士教育的开展以及科研成果的转化,护理人员的科研能力不断提升,护理科研体系也逐步发展和完善。

(五)有专业的自主性

一般每个专业都具有相应的专业组织,制定一定的伦理、道德规范来约束专业活动。护理专业有自己的专业组织,有自己的护理质量标准,并有职业资格考试和职称晋升考核制度以及护理伦理规范和法律要求。护理专业组织对护理人员进行管理,并监控其专业活动,为护理人员谋取福利,提供接受教育机会,争取应有的权利和地位。

二、护理专业的工作范畴

护理专业的工作范畴不断扩展,涵盖人类健康与疾病的各个领域,根据划分方式的不同,包含不同的内容。

(一)根据护理功能划分

护理功能是护理人员执行护理措施时所从事的各种活动,根据护理人员在执行各种护理措施时的自主程度,可以将护理功能分为3种。

1.独立性护理功能 指护理人员应用自己的专业知识和技能来决定的护理措施及护理服务。如对服务对象的病情观察,针对高热的物理降温,定时翻身以预防压力性损伤、指导母乳喂养等。

2.合作性护理功能 指护理人员必须与其他医务人员密切配合及协作才能完成的护理活动。如与医生配合对服务对象进行诊断和治疗,与营养师配合给服务对象进行饮食指导,与康复理疗师合作对服务对象进行康复训练等。

3.依赖性护理功能 指护理人员需要按照医生的医嘱对服务对象所实施的护理。如根据医嘱对患者实施给药、为呼吸衰竭患者上呼吸机辅助呼吸等。

在临床护理工作中,这3种功能其实是不能完全分开的。如按照医嘱给药属于依赖性护理功能,但给药后的疗效观察则属于独立性护理功能,如果患者因为用药后出现不良反应而需要医护抢救,则属于合作性护理功能。

(二)根据工作场所划分

1.医院护理 服务对象是患者,工作场所主要在医院、疗养院、诊所。工作重点是对服务对象的照顾和疾病康复,需运用护理学及相关学科理论、知识及技能指导护理实践,内容主要包括基础护理、专科护理、诊疗护理技术等。

2.社区护理 是为一定区域的居民和社会团体提供护理服务,主要的工作场所包括社区卫生服务中心、工厂、学校、教会及各种民间团体等。工作重点是以公共卫生学、护理学知识和技能为基础,以整体护理观为指导,开展疾病预防、妇幼保健、家庭护理、健康教育、健康咨询、预防接种等工作。

3.护理教育、科研及管理 护理教育机构是培养护理人才的摇篮,因此,教育者需要有扎实的专业理论基础,良好的教育教学及语言表达能力。同时,教育机构还担负着护理科学研究的重任,教育者要根据自己及学生的专长来开展研究,促进护理学科的发展及教育质量的不断提高。护理人员必须具备管理学的相关理论和方法,才能胜任护理工作中的各种组织管理工作。

☞**考点提示:**护理专业的工作范畴。

三、护理专业的发展趋势

1.护理工作国际化 护理工作国际化主要指专业目标国际化、专业标准国际化、职能范围国际化、教育国际化、管理国际化、人才流动国际化。此外,还包括跨国护理援助和护理合作等。面对国际化的发展趋势,护理人才应该具备能够适应这种国际化的知识和技能。多元化护理、外语尤其是英语以及信息技术的普遍应用将成为这一时期护理工作的主要特点。

2.护理工作市场化 随着市场经济的发展和日益激烈的市场竞争,护理工作将被推向市场。主要表现为护理人员的流动和分布将由市场来调节,"服务第一,质量至上"的宗旨将成为护理专业在市场竞争中的主要立足点。护理服务的内容和范畴也将根据市场需求的变化而变化。随之而来的许多护理体制的变革,如护理人员聘用制、结构工资制的推行、护士独立开业、社区护理和家庭护理的推广等,都体现了护理工作市场化的特点。

3.护理工作社会化 随着人们物质生活水平的提高、社会老龄化以及慢性疾病、不良生活方式相关疾病的增加,人们对健康保健的需求趋向多元化,对健康保健服务便捷化的要求日益强烈,社区必将成为护理工作最广阔、最重要的领域。因此,更多的护士将走出医院,深入家庭、社区开展护理工作,进行健康教育,提供维护和恢复健康的技术服务,以提高全社会人口的健康水平。

4.护理人员高学历化 在护理专业向着国际化迈进和市场竞争日益激烈的情况下,护理人员必须通过不断学习新的知识和技能来提高自己的能力和水平,护理教育高层次化正是适应了这种变化。我国护理教育层次已经与国际接轨。护理人员的基本学历为大专和本科,护理硕士、博士人数越来越多,护理队伍整体素质将明显提高。

5.中国护理特色化 随着中医学的研究在全球范围内的兴起,中医护理也引起了各国护理界的高度重视。结合脏腑经络、阴阳五行学说为服务对象进行辨证施护的中国特色护理,将为全人类的生命健康作出重要贡献。

(王文静)

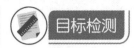

笔记

目标检测

参考答案

【A1 型题】

1. 世界上的第一所正式护士学校创建于(   )。
   A.1860 年,英国
   B.1888 年,伦敦
   C.1809 年,英国
   D.1860 年,德国
   E.1860 年,圣多马医院

2. 在我国,第一所护士学校创建于(   )。
   A. 广州
   B. 湖南
   C. 上海
   D. 北京
   E. 福州

3. 近代护理学的形成是(   )。
   A.18 世纪中叶
   B.18 世纪末期
   C.19 世纪初期
   D.19 世纪中叶
   E.19 世纪末期

4. 护理学是医学领域里一门(   )。
   A. 自然科学
   B. 社会科学
   C. 人文科学
   D. 行为科学
   E. 综合性应用科学

【A2 型题】

5. 患者,男,60 岁。心前区压榨样疼痛 4 小时余,伴冷汗、恐惧来诊。护士以患者为中心进行全面照护解决现存的和潜在的健康问题,属于(   )。
   A. 个案护理
   B. 功能制护理
   C. 小组制护理
   D. 责任制护理
   E. 系统化整体护理

6. 患者,男,64 岁。慢性咳嗽、咳痰、偶有喘息十余年。护士小陈帮助护理对象维持最佳水平属于(   )。
   A. 促进健康的目标
   B. 预防疾病的目标
   C. 恢复健康的目标
   D. 减轻痛苦的职责
   E. 治疗疾病的目标

7. 护士小张,26 岁,刚参加工作不久,本周负责全病区患者生活护理,其属于(   )护理工作模式。
   A. 个案护理
   B. 功能制护理
   C. 责任制整体护理
   D. 责任制护理
   E. 系统化整体护理

8. 患者,男,40 岁。肾移植术后 36 小时,出现少尿、血肌酐持续增高、并伴有高热、寒战。病情危急,送入重症监护室。对该患者适用于(   )工作模式。
   A. 个案护理
   B. 功能制护理
   C. 小组制护理
   D. 责任制护理
   E. 系统化整体护理

9. 刘某,男,发热入院待查,护士小邵为其测量生命体征,采取的护理措施属于(   )。
   A. 护理教育
   B. 护理科研
   C. 基础护理
   D. 专科护理
   E. 保健护理

10. 在我国古代,许多经典医学巨著记载着丰富的护理技术和理论内容。其中最早的医学经典著作是(   )。
    A. 礼记
    B. 黄帝内经
    C. 本草纲目
    D. 备急千金要方
    E. 妇人大全良方

11. 李大爷,65 岁,因突然出现心前区疼痛、心悸、大汗淋漓、呼吸急促等症状,被家人急送医院诊治。护士长以分组的工作形式对患者进行护理,其属于(   )。
    A. 个案护理
    B. 功能制护理
    C. 小组制护理
    D. 责任制护理
    E. 系统化整体护理

12. 王女士,48 岁,近 2 月来常感胸部、颈部一阵阵发热,时常无缘无故发脾气、生闷气,还整夜睡不着觉,怀疑自己得了病,遂入院就医。护士小丽帮助王女士解除身心的痛苦、提高生活质量是(   )。
    A. 促进健康的目标
    B. 预防疾病的目标
    C. 恢复健康的目标
    D. 减轻痛苦的职责
    E. 治疗疾病的目标

13. 患者,男,68 岁,患消化性溃疡多年,护士帮助护理对象避免或者延迟疾病的发生是(　　)。

    A. 促进健康的目标　　　　　　　B. 预防疾病的目标　　　　　　　C. 恢复健康的目标

    D. 减轻痛苦的职责　　　　　　　E. 治疗疾病的目标

14. 护士小王,刚提任护士长不久,将护理工作依据工作性质机械地分给护理人员,这种护理工作方式属于(　　)。

    A. 个案护理　　　　　　　　　　B. 功能制护理　　　　　　　　　C. 小组制护理

    D. 责任制护理　　　　　　　　　E. 系统化整体护理

15. 胡大爷,85 岁,有肺心病史 10 年。3 天前受凉后咳嗽、咳痰加重,后呼吸困难不能平卧,小溪负责对胡大爷实施个体化护理,这种护理工作方式属于(　　)。

    A. 个案护理　　　　　　　　　　B. 功能制护理　　　　　　　　　C. 小组制护理

    D. 责任制护理　　　　　　　　　E. 系统化整体护理

【A3 型题】

(16、17 题共用题干)

刘某,男,32 岁。车祸后入院。由于右腿伤势严重出现坏死,医生给予截肢。

16. 术后护士对刘某的观察属于(　　)。

    A. 独立性护理　　　　　　　　　B. 合作性护理　　　　　　　　　C. 依赖性护理

    D. 治疗　　　　　　　　　　　　E. 恢复健康

17. 由专人负责对刘某实施个体化护理,一名护士负责护理一个患者的工作方法为(　　)。

    A. 个案护理　　　　　　　　　　B. 功能制护理　　　　　　　　　C. 小组制护理

    D. 责任制护理　　　　　　　　　E. 系统化整体护理

【A4 型题】

(18～19 题共用题干)

随着护理学的发展,现代护理学经历了一系列模式的转变。随着社会经济的快速发展,人民生活水平的提高,与人的行为生活方式相关的疾病成为当今威胁人类健康的主要问题。护理学也发展成了以人的健康为中心的护理模式。

18. 世界卫生组织的战略目标是 2000 年达到(　　)。

    A. 人人享有健康　　　　　　　　B. 人人享有公费医疗　　　　　　C. 人人享有更好的营养

    D. 消灭烈性传染病　　　　　　　E. 人人享有卫生保健

19. 下列不属于以健康为中心阶段护理特点的是(　　)。

    A. 护理模式转变

    B. 护理理论指导护理实践

    C. 服务场所从医院扩展到了社区、家庭及各种机构

    D. 护理的服务对象为所有年龄段的健康人及患者

    E. 护理从属于医疗

笔记

第二章 护理学的基本概念

课件 思维导图

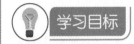

素质目标:具备尊重、理解并关心患者的情感需求和心理健康,提供温暖和支持的人文关怀精神。

知识目标:掌握护理学、护理、健康、整体护理的概念;熟悉健康、环境的概念;了解护理学概念的演变过程;了解人、健康、环境、护理之间的关系。

能力目标:能正确分析影响健康的因素;能指出健康与疾病的关系;能运用健康的影响因素指导临床护理实践。

案例导学

李爷爷,男,75岁,身高170cm,体重85kg,退休工人,初中文化。近日因生活琐事与家人争吵后血压突然升高,短暂晕倒后由其子女送医。护士小李热情接待并询问:"李爷爷,您现在感觉怎么样? 好些了吗?"李爷爷说:"没什么大不了,高血压都几十年了,也没见有什么大碍,头晕吃点药就好了,高血压又不是什么大病。"子女也不知道该怎么办。

请思考:

1. 影响李爷爷健康的因素有哪些?
2. 健康的概念和内涵是什么?

案例导学解析

任何一门学科都有自己独立的知识体系作为学科发展的基础,每一门专业均建立在扎实的理论基础上,护理学也不例外。现代护理学的4个基本概念是指人、健康、环境和护理。对4个基本概念的认识程度直接影响护理实践和理论研究。

第一节 人

一、护理服务对象的演变

(一)以疾病为中心的阶段

20世纪前半叶,随着社会的进步发展,医学科学逐渐摆脱了宗教和神学的影响。生物医学模式的形成,展示了健康与疾病的关系,形成了"以疾病为中心"的医学指导思想。因此,一切医疗活动都围绕着疾病开展,并局限在医院进行,以消除病灶为基本目标。

(二)以患者为中心的阶段

20世纪中叶,社会科学及系统科学的发展,促使人们重新认识人类健康与心理、精神、社会环境的关系。护理由"以疾病为中心"转向了"以患者为中心"的发展阶段,在疾病护理的同时开始注重对人的整体护理,此期护理服务对象为患者。

(三)以人的健康为中心的阶段

社会经济快速发展,人民生活水平不断提高,医学技术不断更新,1977 年 WHO 提出"2000 年人人享有卫生保健"的目标,护理服务对象发生了变化,转变为"以人的健康为中心"。护理工作范畴从对患者的护理扩展到对人的生命全过程的护理,由个体扩展到对群体护理。

护理是为人的健康服务的,一切护理互动都是围绕着人的健康而展开的,对人的认识是护理理论和实践的核心和基础。

人作为护理学研究和护理的对象,从涉及层面看,包括人、家庭、社区和社会;从照护范畴看,包括整个生命周期。现代护理观认为,护理的最终目标是促进人类的健康,提高人类的生活质量乃至生命质量。

二、对人的认识

(一)人是一个统一的整体

整体是由若干个相互联系、相互作用的要素所组成的有机集合体。整体的概念包括两层含义:第一,组成整体的各要素间既保持相互独立,又彼此相互影响。第二,整体的功能大于各个要素功能之和。人是一个整体,具有生物属性和社会属性。生物属性体现了人是一个有机体,是由组织、器官、系统组成的受生物学规律控制的人。人的社会属性体现在其有思想、有情感、有精神文化需要、可从事创造性劳动。人是生理、心理、社会、精神、文化的统一整体,且 5 个方面相互影响、相互作用,只有在各个功能正常的情况下才能获得最佳健康状态。

(二)人是一个开放的系统

人是生活在复杂社会环境中的有机体,是自然系统中的一个子系统,不断与外界环境发生物质、信息、能量的交换,构成了相互制约、相互作用的统一体。人必须不断适应环境的变化以保持健康。护士在护理工作中不仅要关注服务对象局部的变化,还应考虑周围环境对人的影响。因此人是一个开放的系统。人的基本目标是维持人体内、外环境的协调和平衡,护理的主要功能就是帮助个体调节其内环境,去适应外环境的不断变化,以获得并维持身心的平衡及健康状态。强调人是一个开放系统,提示护理中不仅要关心机体各系统或各器官功能的协调平衡,还要注意环境对机体的影响,这样才能使人的整体功能更好地发挥和运转。

(三)人的基本需要

人的基本需要是指个体为了维持身心平衡及求得生存、成长和发展,在生理和心理上的最低限度的需求。人的生理需要包括光、空气、水、食物、睡眠、活动等来维持生命;人的精神需要包括情感、交往、学习、追求自我价值来获得成长和发展。

(四)人的自我概念

自我概念是指一个人对自我的认知和评价。自我概念是随着个体在环境变换中,综合他人对自己的看法与自身的自我观察和自我认识形成的。自我效能感指的是对自己能够按指定水平来执行某个行动的信心,也就是个体对自己完成一项具体任务能力的评价。自我概念、自我效能感影响着个体认知和处理各种情况的态度和方法。良好的自我概念有利于机体建立足够的信心,有效地抵御环境中各种压力的侵袭;而自我效能感强的个体,完成任务的积极性和满意度也较高。因此,在护理过程中,要注意引导护理对象形成客观的自我概念,正确认识和发挥自己的能力,不断提升自我效能感,促进恢复健康或维持健康。

☞考点提示:护理服务对象的演变经历的阶段。

第二节 健 康

一、疾病的概念

疾病是机体在一定的内、外因素作用下引起一定部位的功能、代谢、形态结构的变化,表现为损伤与抗损伤的病理过程,是内稳态调节紊乱而发生的生命活动障碍。在此过程中,机体细胞、组织、器官发生病理变化,出现各种症状、体征和社会行为的异常,对环境的适应能力减弱,最终导致生命质量的降低。

二、健康与疾病的关系

疾病是在一定病因作用下引发自身调节紊乱而发生的一系列代谢、功能、结构异常的生命活动过程。健康不是绝对存在的,患病也并非完全失去健康。20 世纪 70 年代就有"健康与疾病是连续统一体"的观点,认为健康是相对的,是人在不断适应环境变化的过程中,维持生理、心理和社会适应等方面动态平衡的状态。疾病则是人的某方面功能较之健康状况处于失常的状态。因此,人的一生,从生命开始到结束,是由健康与疾病构成的一条曲线,最佳健康状态和机体完全丧失功能及死亡状态是两个极端。

每个人的健康状况都处在这种健康与疾病构成的曲线图的某一个点上,而且处在不断动态变化中。所以,健康与疾病是相对的,是动态变化的,在一定条件下可以相互转化,这就是健康 - 疾病连续相模式(图 2 - 1)。

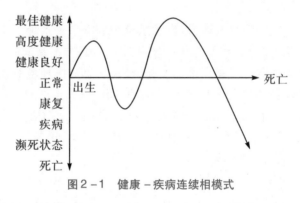

图 2 - 1 健康 - 疾病连续相模式

三、疾病对患者及社会的影响

疾病不只是对个体有影响,每个患者及其家属都会被疾病及其治疗所带来的变化所影响。由于患者对疾病的反应都有其独特的个体性,因此护理问题与护理措施应体现以服务对象为中心的个体化护理特征。

(一)疾病对患者的影响

1.影响患者行为和情绪 疾病持续时间短、对生命威胁不大,患者出现的行为和情绪改变就小,持续时间也短,多表现为易怒、乏力;严重的疾病,可能导致更广泛或强烈的情绪和行为改变,如焦虑、震惊、否认、愤怒、退缩、失望感和无能为力感,甚至自杀等。

2.影响患者的体像 体像是个体对躯体外观的自我感受。有些疾病会改变个体的身体形象,体像的改变程度取决于改变的类型和部位、个体的适应能力、改变发生的速度及可获得的支持和帮助。

3.影响患者的自我概念 由于疾病,患者可能无法实现其家庭角色的期望,不能完成社会角色功能,其经济状况和自我价值感也会受到影响。

4.影响患者的生活方式 由于疾病,患者的生活方式发生改变,如饮食、活动、休息、锻炼、睡眠模式会由居家改为医院生活,因此,生活方式受到了影响。

（二）疾病对社会的影响

1.对社会生产力的影响 每个人在工作时都以其社会角色对社会作出某种贡献,当人患病转变为患者角色后,暂时或长期免除了社会的责任,不能继续承担原有的社会角色时,必定降低社会生产力。

2.对社会经济的影响 诊断和治疗疾病都要消耗一定的社会医疗资源,疾病对整个社会经济会造成巨大的影响。

3.对社会健康状况的影响 某些传染性疾病,如艾滋病、结核、肝炎等,如不采取适当的措施,会在人群中传播,感染他人,从而影响他人的健康。一些疾病的出现甚至会对整个社会的健康状况造成危害,引发社会恐慌。

四、健康的概念

（一）健康的定义

世界卫生组织（WHO）提出健康的新概念,即"健康不仅是没有疾病,而且包括躯体健康、心理健康、社会适应良好和道德健康",并强调健康是人的基本需要和基本人权,达到尽可能高的健康水平是世界范围内的一项重要的社会性目标。WHO 的健康定义把健康的内涵扩展到了一个新的认识境界,揭示了健康的本质,对健康认识的深化起到了积极的指导作用,得到了全世界的广泛接受。

（二）健康的内涵

健康包含生理健康、心理健康、社会健康和道德健康。从 WHO 提出健康新定义以来,生理、心理、社会、道德的健康内涵得到了进一步的明确和深化。

1.生理健康 又称躯体健康,指机体结构完整和躯体功能良好的状态,没有疾病和身体缺陷,具有良好的健康行为和习惯。生理健康是健康人的基础和最重要特征之一。

2.心理健康 指情绪稳定和心情愉快,有爱心、乐观、积极向上的心态。

3.社会健康 指能有效适应不断变化的环境,并能主动有效地扮演、承担不同的社会角色。

4.道德健康 能遵守社会规范的细则,能为人们的幸福作出贡献。道德健康强调从社会公共道德出发,维护人类的健康,要求每个社会成员不仅要为自己的健康承担责任,而且要对社会群体的健康承担社会责任。

五、影响健康的因素

人类生活在复杂多变的自然环境和社会环境中,健康受到多种因素的影响。影响健康的因素归纳起来有以下 5 个方面。

（一）生物因素

1.遗传 某些遗传因素会导致人体发育畸形、内分泌失调、免疫功能异常和代谢障碍等。人类的染色体带有各种各样的显性或隐性致病基因,可造成染色体遗传性疾病,如白化病、血友病等;某些疾病有明显的家族遗传倾向,如高血压、糖尿病、肿瘤等。

2.年龄 个体成长和发育水平是其健康状态的主要影响因素。不同疾病在不同年龄阶段人群中的分布是不同的,如两岁以内的婴幼儿因各系统尚未发育完善,对疾病的抵抗力较弱;而高血压、冠心病、糖尿病等疾病通常在老年人群中居多,但近年来的研究数据表明,发病有年轻化趋势。

3. 性别　会影响疾病的发病率。如骨质疏松症、系统性红斑狼疮、乳腺癌、自身免疫性疾病、甲状腺疾病在女性群体中居多,而胃溃疡、血栓闭塞性脉管炎则多见于男性;成年女性,尤其是产褥期女性患抑郁症的概率远远高出男性,而男性更容易患精神分裂症和阿尔茨海默病。

4. 种族　有些疾病在某些种族中更易发生,如黄色人种更易患骨质疏松症,前列腺癌、乳腺癌、心脏病和高血压等疾病在黑色人种中的发病率较高,而皮肤癌、阿尔茨海默病则多见于白色人种。

5. 生物性致病因素　病原微生物会引起感染性疾病。虽然现代医学已经找到了有效控制此类疾病的方法,如预防接种、隔离传染源、切断传播途径等,但病原微生物的危害依然存在,艾滋病、结核病、肝炎等感染性疾病仍严重影响着人类健康。

(二)环境因素

环境是人类赖以生存和发展的社会和物质条件的综合。人类的生存、生产和发展及其一切活动都离不开环境,并与环境相互作用、相互依存。人类环境分为自然环境和社会环境两大类。

1. 自然环境　包括阳光、空气、水、土壤、气候等,是人类赖以生存和发展的重要物质基础。存在于空气、水、土壤中的某些病原微生物或某些物质可直接影响人类的健康,如烟尘、雾霾、氯气、臭氧等会刺激上呼吸道黏膜表层的迷走神经末梢,引起支气管反射性收缩和痉挛,导致咳嗽、打喷嚏等。

2. 社会环境　包括社会政治经济制度、文化、教育、风俗习惯、职业、社交、婚姻、家庭、医疗卫生等,社会因素与人的健康有密切联系。良好的社会环境促进人的健康,而恶劣的社会环境可导致人体患病。

(三)心理因素

早在《黄帝内经》中就有关于心理因素对健康影响的阐述,"喜伤心、怒伤肝、思伤脾、忧伤肺、恐伤肾",很好地总结了心理情绪对人类健康的影响。积极的心理增进健康,延缓衰老;消极的心理可损害健康,导致疾病。

(四)行为与生活方式

行为与生活方式是指人们受一定文化因素、社会经济、社会规范及家庭的影响,为满足生存和发展的需要而形成的生活习惯。不良的生活方式包括吸烟、酗酒、吸毒、缺乏锻炼、暴饮暴食、熬夜,以及摄入高热量、高脂肪、多盐和多糖的食物等。不良的生活方式直接或间接与慢性非传染性疾病有关,如恶性肿瘤、冠心病等均与不良生活方式直接相关。

(五)医疗卫生服务体系

医疗卫生服务体系是指社会医疗卫生机构和专业人员为达到预防疾病、促进健康的目的,为个体、群体提供医疗、预防、保健、康复和健康教育等服务的有机整体。医疗卫生服务体系与人类健康密切相关。健全完善的医疗卫生服务体系,能提升医疗卫生服务能力,是保障人们健康的根本措施。

WHO 指出"影响人类健康的因素,行为与生活方式占60%,遗传因素占15%,社会因素占10%,医学因素占8%,气候因素占7%"。这说明行为与生活方式已经成为影响人类健康的主要因素。

六、健康的测量指标

(一)个体健康的测量指标

用来反映个体健康状况的测量指标包括生长发育指标、生理功能指标和身体素质指标等。其中,生长发育指标包括身高、坐高、体重、头围等;生理功能指标包括生命体征指标、血液检测指标、机体各器官功能指标等;身体素质指标包括耐受力、柔韧度等。

(二)群体健康的测量指标

用来反映群体健康状况的测量指标包括人口出生率、死亡率,某种疾病的发病率、病死率等。

七、促进健康的护理活动

实施促进健康的护理活动,有利于促进个体和群体健康。护士在促进健康中扮演重要的角色,不仅是减轻痛苦、延长患者生命,更要努力提高患者的生存质量,维护整个人类的健康。

(一)开展健康教育

健康教育是指通过信息传播和行为干预,帮助个体和群体掌握卫生保健知识、树立健康观念、自觉采取有利于健康的行为和生活方式的教育活动。如对下肢骨折术后的患者做健康教育,指导其有计划地进行功能锻炼;对糖尿病患者做健康教育,指导其居家时自我护理,有效地控制血糖。

(二)实施整体护理

运用整体护理的思想,对患者实施包含生理、心理、社会、精神、文化等方面的整体护理。如采取一定措施减轻或消除患者的疼痛与不适,保持周围环境的安静,促进患者有良好的睡眠;满足其饮食、饮水和排泄等方面的需要;针对患者的心理活动,采取一系列有效的心理护理措施,促进患者形成积极乐观的心态,使其早日恢复健康。

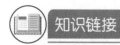

WHO 身心健康新标准的"三良好"

WHO 提出身心健康新标准中的"三良好"是指:良好的性格、良好的处世能力、良好的人际关系。"良好性格"是指心地善良、为人谦和、情绪稳定。"良好的处世能力"是指有良好的自控能力、能遵守社会规范、能应对复杂的环境变化。"良好的人际关系"是指助人为乐、人缘关系好、与人相处愉悦。

☞**考点提示**:健康的概念及影响健康的因素。

第三节 环 境

人类的生存发展离不开环境,环境为人类的社会生产和生活提供了广阔的空间、丰富的资源和必要的条件。因此,人类要主动适应环境,并保护环境。

一、环境的概念

环境是人类生存和生活的空间,是影响人类生命和生长的所有内部因素和外界条件的总和。为了维持正常的生命活动,人体内环境必须不断地和外环境之间保持一种动态的稳定状态。

二、环境的分类

环境分为内环境和外环境。内环境是影响机体生命和成长的内部因素的总和,由生理环境和心理环境组成;外环境是影响机体生命和生长的全部外界因素的总和,由自然环境和社会环境组成。

自然环境是指未经过人的加工改造而自然存在的环境。其包括大气环境、水环境、土壤环境、地质环境和生物环境等。充足的阳光、适宜的气候、清洁的水源都能促进人类健康。

社会环境是指由人与人之间的各种社会关系所形成的环境,包括政治制度、经济制度、文化传统和风俗习惯等。良好的社会环境促进人类健康。

三、环境与护理的关系

19 世纪中叶,南丁格尔在其许多著作中就提出环境与护理的关系是密不可分的。她在克里米亚

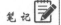

战场上也先从改善伤病员的居住环境入手实施护理,在短时间内使士兵死亡率大幅下降,足见环境与护理的关系十分重要。护士需要掌握环境与健康和疾病的关系,有助于完成护理的基本任务,即减轻痛苦、预防疾病、恢复健康、促进健康。

☞**考点提示**:环境的分类。

第四节　护　理

自从人类诞生以来,就有了护理的萌芽,护理与人类的生存和发展密不可分。护理人员应对护理的概念有明确的认识,才能在今后的职业生涯中,不断提升自己的专业素养,树立正确的职业价值观。

一、护理的概念与内涵

(一)护理的概念

护理英文译为 nursing,原意为抚育、照顾幼老等。随着社会不断发展进步,护理的内涵也在不断扩展。

1859 年,南丁格尔认为,护理是科学,是艺术。护理应从最小限度地消耗患者的生命力出发,使周围环境保持舒适、安静、整洁、美观,还应合理地调配饮食,促进患者营养。

1966 年,韩德森提出,护理是帮助健康人或者患者进行保持健康、恢复健康或安详死亡的活动,直到健康人或患者能独立照顾自己。

1980 年,美国护士协会提出,护理是诊断和处理人类对现存的和潜在的健康问题的反应。

(二)护理的内涵

1.**照顾**　是护理永恒的主题。照护幼老、照顾患者是护理不变的核心。

2.**人道**　是护士从业初心,护士是人道主义忠实的执行者。护士在职业生涯中,应做到对所有患者一视同仁、尊重人性、注重人文关怀,体现人道主义精神。

3.**帮助**　护理的任务是帮助人类恢复和促进健康,解决与健康相关的问题。护士帮助患者满足维持生存的生理需要,促进个体自我健康管理,体现了护患双方的帮助性关系。

二、整体护理的概念与内涵

(一)整体护理的概念

整体护理是以人的健康为中心,以现代护理观为指导,以护理程序为基本框架,在进行护理服务时提供包含生理、心理、社会、精神、文化等方面的全面帮助与照顾。

整体护理是一种护理观念和思想,在这种思想指导下,护士运用护理程序系统全面地为护理对象提供护理,视护理对象为一个功能整体,强调护理对象的整体性、护理服务的全面性,标志着现代护理观已经提升到以人的健康为中心的全面整体护理观。

(二)整体护理的内涵

1.**人是一个统一整体**　整体护理包括对人的生理、心理、社会、精神、文化的护理,体现人的整体性。

2.**护理是一个整体**　从原来单纯的疾病护理,拓展到了现在的以人为中心的全方位护理,护理范围扩展到整体护理。其包括对人的生命全周期的护理、从疾病到健康的全过程护理、从个体到群体的全人类的护理。

3.**护理专业是一个整体**　临床护理、护理管理、护理科研、护理教育均为一个整体,都是为了不断

笔记

提高人类健康水平,实现维护和促进人类健康的目的。

三、人、环境、健康和护理的关系

素质拓展

人、环境、健康和护理是护理学的 4 个基本概念,是密切相关的。在这 4 个概念中,人是核心,是护理服务的对象,人的健康是护理实践的中心任务。健康是机体处于内、外环境实现平衡后达到的舒适状态。而护理实践是围绕人的健康开展的活动,护理的任务是作用于人和环境,为人创造良好的环境,并帮助其适应环境,从而达到最佳健康状态。

☞考点提示:护理的概念和内涵。

（林　波）

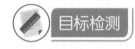

参考答案

【A1 型题】

1. 下列影响健康的因素中,不属于生物因素的是(　　)。
　　A. 遗传　　　　　　　　　　B. 种族　　　　　　　　　　C. 行为与生活方式
　　D. 性别　　　　　　　　　　E. 年龄

2. 人的生理环境不包括(　　)。
　　A. 呼吸系统　　　　　　　　B. 消化系统　　　　　　　　C. 心理环境
　　D. 神经系统　　　　　　　　E. 泌尿系统

3. 影响健康的因素中,行为与生活方式所占比例为(　　)。
　　A. 15%　　　　　　　　　　B. 60%　　　　　　　　　　C. 50%
　　D. 10%　　　　　　　　　　E. 8%

4. 影响健康的主要因素是(　　)。
　　A. 生物因素　　　　　　　　B. 环境因素　　　　　　　　C. 心理因素
　　D. 社会因素　　　　　　　　E. 行为与生活方式

5. 影响健康的社会环境因素不包括(　　)。
　　A. 社会政治经济　　　　　　B. 职业情况　　　　　　　　C. 风格习惯
　　D. 受教育程度　　　　　　　E. 大气污染

【A2 型题】

6. 社区护士小李定期到居民家做慢性病宣传教育,对慢性病患者进行饮食护理和运动指导,这主要体现了影响健康的(　　)因素。
　　A. 生物　　　　　　　　　　B. 心理　　　　　　　　　　C. 环境
　　D. 行为与生活方式　　　　　E. 卫生保健服务体系

7. 患者,女,18 岁,确诊白血病,近来高热,责任护士看到其母亲在病房外独自哭泣,便走近坐下对其安慰,在护士的安慰下,患者母亲情绪逐渐平复。责任护士的行为主要体现了护理(　　)的内涵。
　　A. 照顾　　　　　　　　　　B. 专业　　　　　　　　　　C. 人道
　　D. 科学　　　　　　　　　　E. 整体

【A3 型题】

(8 ~ 10 题共用题干)

患者,男,40 岁,聚餐后因饮酒过量出现呕血,急诊入院,诊断为"上消化道出血"。患者心慌、乏力、出冷汗、四肢湿冷,有濒死感,感到极度恐惧。护士积极给予止血、抗休克处理。

8. 护士评估影响该患者健康的主要因素是(　　)。

A.生物因素   B.心理因素   C.行为与生活方式

D.环境因素   E.医疗卫生服务体系

9.患者消化道出血后出现心慌、乏力、四肢湿冷、极度恐惧,充分体现人(　　)。

A.是一个整体   B.是开放系统   C.有生理需要

D.有心理需要   E.有自理能力

10.护士积极给予止血、抗休克处理,体现首先满足患者的(　　)需要。

A.生理   B.心理   C.爱与归属

D.尊重   E.自我实现

第三章 护士与患者

课件　　思维导图

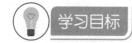

素质目标:能坚守伦理道德原则,维护护理专业的道德规范和职业操守,具备良好的护士素质。

知识目标:掌握现代护士的角色,患者角色适应过程中的问题,护士的权利和义务,护患关系的基本类型;熟悉患者角色的特征,患者的权利和义务;了解角色的基本概念和特征,护患关系的性质。

能力目标:能和患者建立良好的护患关系。

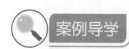

　　患者张某,患有严重的心脏病,经过一系列的检查和诊断,医生建议进行心脏手术。然而,患者对手术的恐惧和焦虑使得他一直犹豫不决,拒绝接受手术治疗。王护士了解到这种情况,通过耐心的倾听,了解到了张某的恐惧和顾虑。王护士向张某介绍了手术的必要性和安全性,帮助其树立了对手术的信心,还给予了患者情感上的支持和鼓励,让他感受到了温暖和安全。最终,张某顺利接受了手术,并在王护士的精心照料下康复良好。

请思考:

1. 王护士在护理工作中扮演了什么角色?

2. 此案例中护患关系是哪一种基本模式?

案例导学解析

　　护理工作是护士与患者为了达到医疗护理的共同目标而发生的互动过程。在这个互动过程中,护士与患者是两个重要角色。护患双方不同的文化背景、人格特征和社会地位,会在很大程度上影响双方的沟通效果,从而影响护士与患者之间的关系,也影响着护理工作的开展。因此,护理人员必须认识和了解护士与患者的角色及其功能,建立和发展良好的护患关系,帮助患者达到维持、促进和恢复健康的目的。

第一节　角　色

一、角色的基本概念

　　角色原为戏剧舞台上的演出用语,指剧本中的人物。后被广泛应用于分析个体心理、行为与社会规范之间的相互关系中,成为社会心理学中的一个专业术语,其含义是指社会关系中不同位置上的行为类型和行为模式,是对某特定位置的行为期待与行为要求,是一个人在多层面、多方位的人际关系中的身份和地位。

（一）角色的概念

　　角色是一个人在某种特定场合下的义务、权利和行为标准。角色是人们现实社会生活中的社会地位、身份。每个角色都是在同与之相关的角色伙伴发生互动关系过程中体现出来的。

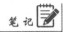

（二）角色扮演

1. 角色期待　又称角色期望,社会期望或要求其中某一角色做出的某些应有的行为方式。即社会对处于一定社会地位的角色的权利和义务的规范,是角色行为的依据。其内涵包括信仰、期望、主观的可能性、权利与义务的行使等。角色期待的主要功用在于使角色行使者明白其权利与义务,也即角色的学习。

2. 角色领悟　又称角色认知,角色认知是指角色扮演者对社会地位、作用及行为规范的实际认识和对社会其他角色关系的认识。角色认知包括两个方面,一是对角色规范的认知,二是对角色评价的认知。

3. 角色行为　又称角色实践,是指在角色概念、角色期望基础上,实现自己所扮演的角色的行为。角色实现的过程,也就是主体对环境的适应过程。由于个体不同,表现出来的角色行为也不同。

4. 角色转变　不同的角色对个体有不同的体力、心理要求和社会需求,而这些不同对同时担任几种角色或即将担任新角色的个体来说,需要角色转变的过程。个体承担并发展一种新角色的过程就是角色转变,它是发展过程中不可避免的。在此过程中个体必须改变个人的情感、行为以符合社会对个体的角色期望,最终有效地完成角色转变。

5. 角色紧张　在现代社会中,由于社会结构和社会分工的复杂,使得人们要同时扮演好几个角色。例如,一位男士,在家中是丈夫、父亲,在医院是医生,是其他医生的同事,在其他时间,他还有好多朋友,是医师协会的成员,还是某电大的学员等。这样,众多角色就集中在他一个人身上,构成了一个角色丛。在这个角色丛中,每个角色都有一套行为规范,要求角色者去履行,于是这位男士就可能出现顾此失彼的现象,他就会在时间和精力上感到紧张,这就是所谓的角色紧张(也称角色超载)。角色紧张是由许多角色同时对一个人提出各自的角色要求造成的。

6. 角色冲突　当一个人扮演一个角色或同时扮演几个不同的角色时,由于不能胜任,造成不合适宜而发生的矛盾和冲突,称角色冲突。角色冲突大体可以分为两类:角色间冲突和角色内冲突。

（1）角色间冲突:是指一个人所担任的不同角色之间发生的冲突,是由于角色紧张造成的。例如:一个男人在家对父母要尽孝道,要照顾妻儿,在外是公司的主管,要对上司、下属负责。当父母生病需要在身边照顾,儿子需要学业上的辅导,公司又有紧急任务时,就产生了角色冲突。

（2）角色内冲突:是指同一个角色,由于社会上人们对于其期望与要求的不一致,或者角色承担者对这个角色的理解不一致,而在角色承担者内心产生的一种矛盾与冲突。角色内冲突往往是由角色自身所包含的矛盾造成的。例如:作为母亲,更多的是关心照顾子女,但是当子女有过失又必须管教,这就出现了角色内冲突。

二、角色的特征

1. 角色是由个体完成的　角色是人们在现实生活中的社会地位、身份,如护士、医生、工人、农民。只有个体存在的情况下,才会拥有某一角色。而社会对每一个角色都有角色期待,如学生要有学生行为准则,医生有医生的形象。

2. 角色是通过互动得以实现的　任何角色在社会活动中都不是孤立存在的,都是在与之相关的角色伙伴发生互动关系过程中产生的。例如,护士必须在与医生、患者、患者家属等角色发生互动关系的过程中,才能体现其角色义务、权利和行为。

3. 角色是可以互相转换的　角色的获得是个体社会化的结果。每个人在社会上的一切行为都与各自特定的角色联系,社会要求每个人履行自己的角色行为,如母亲要照顾婴儿。每个人在一生中会获得很多的角色,在不同的时间、空间里会同时扮演很多不同的角色。一个人可能担任过儿子(女儿)、学生、父亲(母亲)、上司、下属等角色。

第二节　护士角色

护士角色是社会所期望的适于护士的行为,是指从事护理职业的个体所应具有的角色人格和职业行为模式。由于科技的发展、人民生活水平的提高及对健康的重视,护士的角色及功能范围不断扩大及延伸,对护士的素质要求也越来越高。

一、历史上的护士角色

护士最初的民间角色,就像慈祥、对孩子无微不至呵护的母亲。中世纪时期由于宗教的兴起,护理工作从家庭开始走向社会,从事照顾患者的人多为宗教的教徒,其中修女是从事护理工作的主体。16 至 19 世纪是护理发展的黑暗时期,从事护理的人往往是出身低微的妇女,这些人地位低下、收入菲薄,如同仆人。从母亲、修女到仆人的形象,这种看法至今仍影响着人们对护士的认识和理解,同时也反映了护理早期的发展状况,此时护士的职业形象尚未形成。直到 19 世纪中叶南丁格尔首创护理专业开始,护士的角色形象才逐渐清晰起来。护士作为一种社会角色,要能够运用护理程序履行"促进健康、预防疾病、恢复健康、减轻痛苦"的基本职能,以满足社会对护士的角色期待。

二、现代的护士角色

随着社会文明的进步,科学技术、医学与护理学的发展,专业护士的角色范围不断扩展并发生着根本的变化。护士的专业角色可概括如下。

1. 护理者　这是护士最基本又最重要的角色,为患者提供护理服务,用自己专业知识和技能,为患者提供生理、心理、社会和精神方面的护理,来帮助服务对象,最大限度地保持和恢复健康。

2. 决策者　即护士应用专业知识和技能,通过收集服务对象的有关资料,判断其健康问题以及原因,作出护理诊断,并根据服务对象的具体情况,作出决策。

3. 计划者　护理程序本身,就是一连串经过计划的步骤与措施,以有效地满足患者的需要,解决患者的健康问题。护士必须应用自己扎实的专业知识及敏锐的观察与判断能力,作出护理计划。

4. 沟通者　护士需要通过沟通收集服务对象的资料,以便提供适合服务对象情况的个体化整体护理,最大限度地满足服务对象的需要。

5. 管理者及协作者　为了合理利用各种资源,满足服务对象的身心需要,护理人员必须对日常工作进行有计划的组织、管理和整体协调,还需与其他管理人员共同完成包括人、财、物的管理工作,以确保良好的护理质量。

6. 促进康复者　在服务对象由于疾病或意外伤害出现伤残,或失去身体的某种功能时,护士应想方设法地提供康复护理的专业技术及知识,以帮助患者最大限度地恢复身体健康,并能做到最大程度的独立与自理。

7. 教育者及咨询者　护士必须应用自己的知识及能力,根据服务对象的具体情况,对服务对象及家属实施健康教育或提供咨询,包括向服务对象及家属讲授或解答有关如何预防疾病、维持健康、减轻病痛及恢复健康等方面的知识,以使其最大限度地获得自理的知识与技能。

8. 代言人及保护者　护士应为服务对象提供安全的环境,采取各种预防措施来保护服务对象免受伤害及潜在威胁。在服务对象没有能力分辨或不能清晰地表达自己的意愿时,护士应为服务对象辩护。当护士发现一些损害服务对象利益或安全的人或事时,或者发现有任何不道德、不合法或不符合服务对象意愿的事情时,应挺身而出,坚决捍卫服务对象的安全及利益。

9. 研究者及著作者　护士应在实践中不断积累和总结经验,进行护理科研,并将科研成果应用到护理工作中,不断提高护理质量,促进护理专业发展。同时护士将自己的科研成果写成论文或专著,

笔记

在学术会议上进行交流或在专业杂志上发表,以不断丰富护理理论知识框架。

10. **权威者** 护士作为拥有专业知识和技能的医务工作者,能科学、自主地实施各种护理功能,在护理领域中最具有权威性。因此,对有关护理的事务,护士具备最有权威性的发言权。

三、护士的权利与义务

(一)护士的权利

1. **享有与自己工作相称的经济报酬的权利** 护士执业,有按照国家有关规定获取工资报酬、享受福利待遇、参加社会保险的权利。任何单位或者个人不得克扣护士工资、降低或者取消护士福利。

2. **享有安全执业的权利** 护士执业,有获得与其所从事的护理工作相适应的卫生防护、医疗保健服务的权利。从事直接接触有毒有害物质、有感染传染病危险工作的护士,有依照有关法律、行政法规的规定接受职业健康监护的权利;患职业病的,有依照有关法律、行政法规的规定获得赔偿的权利。

3. **享有学习、培训的权利** 护士有按照国家有关规定获得与本人业务能力和学术水平相应的专业技术职务、职称的权利;有参加专业培训、从事学术研究和交流、参加行业协会和专业学术团体的权利。

4. **享有获得履行职责相关的权利** 护士有获得疾病诊疗、护理相关信息的权利和其他与履行护理职责相关的权利,可以对医疗卫生机构和卫生主管部门的工作提出意见和建议。

5. **享有人格尊严和人身安全不受侵犯的权利** 护士依法履行职责的权利受法律保护,任何单位和个人不得侵犯。扰乱医疗秩序,阻碍护士依法执业活动,侮辱、威胁、殴打护士,或有其他侵犯护士合法权益行为的,由公安机关依照治安管理处罚法的规定给予处罚;构成犯罪的,依法追究刑事责任。

(二)护士的义务

1. **依法进行临床护理的义务** 护士执业,应当遵守法律、法规、规章和诊疗技术规范的规定,这是护士执业的根本准则,即合法性原则。

2. **紧急救治患者的义务** 护士在执业活动中,发现患者病情危急,应当立即通知医师,在紧急情况下为抢救垂危患者生命,应当先行实施必要的紧急救护。

3. **正确查对、执行医嘱的义务** 护士发现医嘱违反法律、法规、规章或者诊疗技术规范规定的,应当及时向开具医嘱的医师提出;必要时,应当向该医师所在科室的负责人或者医疗卫生机构负责医疗服务管理的人员报告。

4. **保护患者隐私的义务** 护士应当尊重、关心、爱护患者,保护患者的隐私。

5. **积极参加公共卫生应急事件救护的义务** 护士有义务参与公共卫生和疾病预防控制工作。发生自然灾害、公共卫生事件等严重威胁公众生命健康的突发事件时,护士应当服从县级以上人民政府卫生主管部门或者所在医疗卫生机构的安排,参加医疗救护。

四、护士在维持和促进健康中的作用

随着医学模式的改变,护士的工作场所和角色功能发生了很大变化,护士除做好传统的临床护理工作外,还应通过健康促进项目来全面推进健康教育和健康促进事业的发展,提高人群的健康素养水平,共同维护和促进健康。

(一)医院健康教育与健康促进

医学模式的转变和现代医学的发展使医疗服务模式由单纯的医疗型向医疗－预防－保健型转化。护士具备先进的健康促进理念,在临床护理工作中积极实施患者的疾病管理和健康管理,通过对个体和集体的教育,为患者提供疾病康复和预防疾病所需的知识,帮助患者提高健康水平和生活质量。在沟通交流中使护患关系更为密切,促进医院精神文明建设。护士经过培训,还可以参加医院健

康促进项目的制订与实施。

（二）家庭健康教育与健康促进

家庭健康教育与健康促进的侧重点是家庭整体的健康。护士与家庭共同参与,帮助家庭成员预防和应对解决各发展阶段的健康问题,适应家庭发展任务,维持和提高家庭的健康水平及自我保健功能,获得健康的生活周期等。护士积极参与优生优育指导、生殖健康咨询、家庭计划服务促进活动、健康老龄化促进活动等项目,引导家庭树立健康理念,不断提升家庭健康素养和水平,促进健康服务的可及性,更好地为全民健康服务。

（三）社区健康教育与健康促进

随着对人类健康与社区发展的双向作用的认识不断深化,社区健康已经成为社区建设和发展的一个重要目标和社区综合实力的体现。社区护理健康促进针对的不仅是社区内每个患者、每个家庭,而且面向社会群体,着眼于解决群体的共性问题,促进社区健康的群体发展。在健康影响评价的基础上制订社区健康促进计划,是社区开展健康促进活动的指导性文件。护士在发挥社区评估功能、倡导健康政策、通过健康教育来保证信息准确传达,以及加强各部门联系、传播和验证健康促进理论方面都起着着重要作用。

（四）应对突发公共卫生事件的健康促进

突发公共卫生事件是指突然发生的,造成或可能造成严重损害社会公众健康的重大传染病疫情、群体性不明原因疾病、重大食物和职业中毒以及其他严重影响公众健康的事件。面对突发公共卫生事件,开展广泛、深入的健康教育和健康促进活动,可促进公众正确应对灾害,提高自我防护意识和能力,有利于维护公众健康和社会秩序。护士有责任在政府领导下,与多个部门和学科密切配合,普及疾病防控知识和技能,提高人们应对重大突发事件的知识储备和处置技能。

考点提示:现代护士的角色、护士的权利和义务。

第三节 护士素质

护士是护理工作的实践者,肩负着救死扶伤的光荣使命。护理学科要发展,关键在于护理人才,而人才的培养,重在素质。护士素质的高低决定着护士对待护理工作的根本态度,直接影响护理工作的质量和效果。护士要适应整体护理,要体现护理服务的艺术与科学,保证高质量的护理,必须具有较高的素质。

一、素质的概念

素质是心理学的专业术语,指人的一种较稳定的心理特征。它是人在先天基础上,受后天环境、教育的影响,通过个体自身的认识和社会实践,形成的比较稳定的基本品质。素质包括先天和后天两方面。先天的自然性的一面,是指与生俱来的,如感觉器官和神经系统等,特别是大脑结构和功能上的一系列特点;而后天的社会性的一面,是指通过不断地培养、教育、实践锻炼、自我修养而获得的一系列知识技能、行为习惯、文化涵养与品质特点的综合。

护士素质是指在一般素质基础上,结合护理专业特性,对护理工作者提出的特殊的素质要求。它不仅体现在仪表、风度、言谈举止等外在形象上,更体现在护士的道德品质、业务能力等内在的素养上。

二、护士素质的基本内容

(一)思想道德素质

护士的思想道德素质是基础,没有正确的道德观,就不可能有正确的事业观。思想道德素质包括政治态度、思想品德、道德情操3个方面。

1.**政治态度** 热爱祖国,热爱人民,热爱护理事业,有民族自尊心和正义感;勇于创新进取,具有为人类健康服务的奉献精神,能够面对现实,展望未来,追求崇高的理想;在护理活动中努力提高自身素质,为促进护理学科的发展、提高护理质量做贡献。

2.**思想品德** 护士应具有高尚的道德品质,有较高的慎独修养,追求人类的健康幸福;护士要实现自己的人生理想,必须以积极的人生态度,崇尚真、善、美,摒弃假、丑、恶,正确认识护理工作的价值和意义,热爱护理专业,有为人类健康服务的奉献精神;护士应有吃苦耐劳的精神和严肃认真的态度,能克服个人困难,必要时放弃个人利益。

3.**道德情操** 护理工作维系着人们的生命健康与千家万户的幸福。因此,现代护士理想的人格情操应是:①自尊、自强、自制;②刻苦钻研业务,勤奋学习;③有高度的社会责任感和爱护生命的纯朴情怀;④自知、自爱,正视自己在能力、品质和行为方面的优缺点,力求不断完善自我。护士应敬业、乐业,忠于职守,救死扶伤,廉洁奉公,实行社会主义人道主义。

(二)科学文化素质

1.**基础文化知识** 现代护理学的发展要求护士必须具备一定的基础文化知识,掌握相应的数、理、化知识,这是深入理解医学、护理学理论的必备条件,也是更快更好地接受现代科学发展产生的新理论、新技术的先决条件。

2.**人文、社会科学知识** 护士必须掌握一定的人文科学及社会科学知识。护理工作的对象是人,实施的是整体护理。医学模式的转变使护理学的定位从纯医学范畴转变到自然科学与社会科学相结合的领域。学习心理学、伦理学、哲学、美学等人文、社会科学知识,对培养观察力、欣赏力、鉴别能力、思维和表达能力尤为重要。护士只有具备了渊博的人文科学及社会科学知识,不断扩展自己的视野,才能更好地服务于患者。

(三)专业素质

1.**护士应该具备基于护理服务需要的知识体系及精湛技术** 一名护士的日常工作需要评估患者,处理医嘱,完成各种治疗与护理操作,对患者的治疗与护理进行统筹管理,与医生、营养师、患者及家属等进行沟通等。繁忙而复杂的工作,不仅需要护士具有系统完善的人文科学、医学基础理论、护理学基础及临床等多方面的知识储备,而且要求护士具有良好的基础护理技能、专科护理技能、健康评估、沟通技能、患者的综合管理技能、健康教育等多方面的技能。

2.**基于审美意识的个人素养** 美感是人生活中的一种崇高追求,护理专业是科学与艺术的组合,通过各种护理技术塑造健康美丽的人生,达到健与美的和谐统一,提高人的生命质量。护士应在工作中运用美学原理,给患者以美的享受,促进患者疾病的转归。在临床护理工作中,护理美学得到完美的体现,因为护理人员的形象美能够让患者感受到生命的美好,为患者树立战胜疾病的信心。这就要求护士具有良好的审美意识及审美素养,具有行为美、礼仪美、语言美、心灵美及环境美。

3.**基于大数据时代的信息素养** 大数据的技术使漂浮的海量数据形成有规律的信息集群,使局部散在的信息汇总成有用的共享信息,大数据将在洞察数据价值、预防疾病蔓延、杜绝浪费、避免高昂医疗费用产生等方面发挥巨大作用,成为使护理更高效的"超能力"。在互联网环境下,一名护士通过远程控制机器人,能够长期跟踪一个患者的生活,监督其生活习惯,为其提供更为完善的护理服务。因此,护士必须具有查找、阅读、评价、应用及创造信息的能力。

4.基于共同目标的团队合作能力　患者的治疗及康复不是一个人所能完成的工作,需要护理、医疗、医技、营养甚至后勤保障等多部门的通力合作。因此,在整个医疗护理服务过程中,需要各专业在充分沟通的基础上,以团队合作精神为患者的康复做好各种形式的配合。

5.基于发展的科研及终身学习能力　科研是提高护理专业知识及技能的科学有效的途径。从学习护理专业开始,学生应在做好基础学习的同时,多读前沿文献及报道。了解最新的科研成果,培养自己广阔的思路,在以后的临床护理工作中要有主动性及进取心,在护理专业领域中不断地创新及开拓,随时以最好的方式护理服务对象。有独立学习及判断能力,在遇到具体的护理疑难问题时,能主动查阅有关资料,或请教有关专家以解决问题。终身学习能力包括自主学习及持续学习。自主学习是一种自发的生活方式,即学习者正视自己需要哪方面的知识或能力,能自觉地规划自己的学习,通过观察、听讲、提问及质疑思考等方式学习,并自觉地评价学习效果,通过个体学习逐渐将学习内化为个人的经验及能力。终身学习不是一种阶段性的学习体验,而是一种持续不断的学习过程。对护士来说,终身学习能力是护理学专业提升的基础,贯穿整个职业生涯,这样才能保持高水平的护理专业服务质量。

(四)身体、心理素质

护士应具备的良好身体、心理素质。具有乐观、开朗、稳定的情绪,坦诚、宽容、豁达的胸怀;具有高度的同情心和责任心;具有较强的适应能力和应变能力;具有健康的体魄、整洁大方的仪表、端庄稳重的举止;具有良好的人际交往和沟通能力;待人热情真诚,有礼貌,同事间相互尊重,团结协作。

素质的形成是一个长期培养的过程,每位护士应刻苦学习,不断培养、提高和完善自己,端正从业动机,把事业需要和社会需要放在首位,使自己所从事的工作具有稳定性、专一性和持久性,努力使自己成为一名高素质的护士。

三、护士素质的行为规范要求

护士作为医院的重要群体,其行为规范不同于一般的社交行为规范,有其职业的特殊性。美好的护士职业形象不仅对患者的身心健康有积极的影响,而且对护理专业的生存与发展也产生着至关重要的作用。

(一)护士的语言规范

语言是人类传递信息、交流思想的工具。良好的语言在疾病治疗与康复中有着非常重要的作用。因此,护士应掌握一定的语言规范,根据患者的文化程度、理解能力,选择恰当的语言表达方式,以提高护患交流的效果。

1.护理用语的基本要求　护士在护理工作中应针对不同对象、场合和时间使用相适应的语言,把握语气、音调和感情色彩,表现出良好的自身职业素养。护理用语的基本要求如下。

(1)语言的规范性:语音应清晰、准确。应以普通话为主,了解地方话或方言有利于护患沟通顺利进行,同时语言内容要严谨、高尚,符合伦理道德的原则。语音清晰、语气温和、语速快慢适中、措辞准确;音量大小适中,使对方能听清楚;交代护理意图简洁、通俗、易懂,避免使用患者难以理解的医学术语。

(2)语言的礼貌性:文明礼貌的语言是滋润人际关系的雨露,是沟通的桥梁,是一个人良好素质的具体体现。患者和护士在人格上是平等的,护士说话文明礼貌,态度亲切热情,能体现出对患者的尊重和理解,患者会感到温暖与安慰,同时也能赢得患者对护士的尊重。相反,护士如果态度冷淡,甚至恶语伤人,会损伤患者的自尊心,损害患者的利益,影响护患关系的建立。

(3)语言的情感性:情感是护士与患者的纽带。俗话说"良言一句三冬暖,恶语伤人六月寒",护理人员在工作中应充分体现人道主义精神、救死扶伤精神,语言温柔,态度诚恳,充分体现出对患者的同情与爱护,取得患者的信任。因此,护士在与患者交谈中,应做到真挚、热情、稳重。

（4）语言的保密性:护患关系应建立在平等、尊重、真诚的基础上。在医疗护理过程中,护士要实事求是地向患者解释病情和治疗情况,因为患者有"知情权"。但患者的情况差异较大,不同患者对相关问题的敏感性和承受力不同,护士应根据不同的对象区别对待,有的可直言,有的必须委婉、含蓄,而有的则不可相告,以免增加患者的精神负担。此外,护士必须尊重患者的隐私权,凡是涉及患者隐私的情况,如生理缺陷、性病、精神病等要保密,对患者不愿讲述的内容不能过分追问。

（5）语言的治疗性和暗示性:语言具有治疗性作用,是进行心理护理的工具,充满爱心、关心的语言使患者感到亲切、安慰,帮助患者树立战胜疾病的信心,有利康复。语言的暗示性具有双重作用,即治疗性和致病性,它不仅影响人的心理和行为,而且能引起人的生理、病理变化。鼓励性、表扬性语言能起到治疗疾病的暗示性作用。但若暗示性语言使用不当,也能致病。所谓"医院性损伤",其病因之一就是医护人员的不良话语所引起的暗示作用。护士在日常工作中须随时注意自己的语言对患者所起到的作用,充分使用好的暗示性语言。

2. 护士工作中的日常用语

（1）招呼用语:招呼用语要体现出对患者的尊重,如"您好""请""请稍候""劳驾""谢谢"等,不可直呼患者的床号。护士可根据患者的年龄、职业、性别等选择合适的称呼,如"老师""老大爷""小朋友"等,使患者感到亲切、融洽、无拘束。

（2）介绍用语:患者来到医院,面对陌生的环境,会产生孤独感和不安全感,护士要礼貌地自我介绍,如"您好,我叫王红,是您的责任护士,有事您可以找我"。

（3）安慰用语:使用安慰用语,声音要温和,表达真诚关怀,如"请别担心,这种病目前还是有办法的,会得到控制的",使患者听后有亲切感和希望感,而且觉得合情合理。

（4）征询用语:一般在患者需要帮助或取得其同意时使用,如"您需要我帮忙吗?""我能看一下注射部位吗?"等,主动征询,及时给予帮助,会使患者感受到家庭般的温暖。

（5）电话用语:给对方打电话时,要做到有称呼,如"您好,请找王大夫接电话,谢谢"。同时必须注意通话时间适宜、内容简练、表现文明。接听对方电话时,铃响三声接电话最为适宜,并自报家门,如"您好,这里是消化内科病房,请讲"。

（6）迎送用语:新患者入院,护士应主动热情接待,表示尊重和欢迎,使患者感受到真诚的关怀,主动接过患者携带的物品,礼貌地了解患者的姓名,安置合适的床位,并护送到床边,热情地向患者介绍相关事宜。患者出院时,护士应送到病房门口,用送别的语言与患者告别,如"请注意休息""请按时服药""请定期复查"等。让患者感觉亲切、温暖,以增强其战胜疾病的信心,促进其早日恢复心身健康。一般情况下,送别患者时不要说"再见"。

3. 护理操作中的解释用语　在临床护理实践中,护士为患者进行任何护理技术操作,如注射、洗胃、灌肠、导尿时,都应清楚、准确地向患者解释,以尊重患者的权利,及时告知将为他们进行的是什么护理操作,为什么要采取该项操作并进行相关方面的指导,同时鼓励患者提出问题。有效的解释使患者能够理解,感到放心,愿意合作。护理操作解释用语可分3部分:操作前解释、操作中指导和操作后嘱咐。

（1）操作前解释:①交代本项操作的目的,征得患者同意。②简述操作方法及操作过程中患者将会产生的感觉。③了解患者对该项操作的态度及愿望,明确告知操作过程中可能产生的不适,必要时承诺采用熟练的护理技术,尽可能减轻或避免这种不适。④交代患者应做的准备工作。

（2）操作中指导:①操作过程中具体地指导患者配合的方法,如深呼吸、放松腹部等。②应用鼓励性语言,使患者增强信心;应用安慰性语言,转移其注意力,减轻或消除患者的紧张和不安。

（3）操作后嘱咐:①及时询问患者的感觉,了解操作的效果。②交代操作后的注意事项。③感谢患者的合作。

（二）护士的非语言规范

非语言沟通是一种伴随语言，具有较强的表现力和吸引力，可跨越语言不通的障碍，比语言沟通更具有感染力。在日常生活中，人们所采取的沟通方式有60%~70%是非语言沟通方式。在医疗护理活动中，非语言沟通在某些情况下显得更为重要。例如，婴幼儿、使用呼吸机的患者、口腔手术患者等，不能采用语言和医护人员沟通，只能依靠表情姿势等变化表达自己的感受。因此，非语言沟通是护士获取信息的重要途径。非语言沟通的主要形式包括倾听、面部表情、体态、触摸、空间效应等。

1.倾听　倾听是指全神贯注地接受和感受对方在交谈时发出的全部信息（包括语言的和非语言的），并做出全面的理解。对护理人员而言，在沟通的各项技能中，掌握倾听的技巧尤为重要。认真地倾听除了听取患者讲话的声音、声调、流畅程度、语言外，还应观察患者的面部表情和身体姿态，尽可能全面理解患者所要传达的信息。倾听要注意以下几个方面的问题。

（1）全神贯注，集中精力：护士和患者沟通的时候，对患者所说的内容暂时不做评价，也不要随意打断患者的谈话或转换话题。倾听时护士要用微笑、点头来回应，表示你在听患者讲话，鼓励患者继续交谈下去。倾听过程中不可做与倾听无关的事情，如看表、观望其他事物等，或表现出不耐烦的神情。

（2）保持合适的距离：护士与患者进行沟通时应保持眼神的接触，彼此之间距离大约为1m。双方位置平衡，不可使患者处于仰视位。要保持轻松自然的姿势，稍向患者倾斜，大约为60°角。

（3）及时反馈，慎重判断：护士在倾听过程中，对患者所说的内容要进行适当的反馈和核实，使患者感到护士对他讲话内容的理解是正确的。

2.面部表情

（1）微笑：微笑是一种最常用、最自然、最容易被对方接受的面部表情，是一个人内心世界的反应。真诚、自然、适度、适宜的微笑能体现出护士的诚心、亲切、关心、同情和理解，可以缩短护患间的心理距离，缓解患者紧张、焦虑和不安的情绪，从而获得患者的信任和支持，为患者营造出一种愉悦、和谐、安全、可信赖的氛围，帮助患者树立战胜疾病的信心。

（2）目光："眼睛是心灵的窗户"，目光接触即是眼神交流，它是面部表情中非常重要的部分。护士对患者真诚、和善的情感常通过眼神来传达。护士与患者进行目光交流时要注意注视角度、时间及部位。护士注视患者的角度应为平视，平视能体现对患者的尊重和护患之间的平等关系。护患沟通时，与患者的目光接触时间不能少于全部谈话时间的30%，也不能超过全部谈话时间的60%。如为异性患者，每次目光对视的时间不超过10秒，长时间目不转睛地注视对方是一种失礼的表现。护士与患者交流时宜采用社交凝视区域，使患者产生一种恰当且有礼貌的感觉。

3.皮肤接触　皮肤接触是护士在实施护理中常用的交流方式之一。皮肤接触可作用于精神、神经系统，使患者感到愉悦，同时还可以增强免疫系统功能，从而提高治疗效果。护士在临床护理工作中，根据患者的性别、年龄、文化背景等因素，对不同病情的患者采用恰当的皮肤接触，能增强护理效果。如对卧床患者进行按摩、翻身等，不仅可使患者感到舒适、愉快，还能促进局部血液循环，防止压疮的发生；当患者高烧时，护士可触摸他的额头，使患者得到心理上的支持；当患者视、听觉发生障碍或肢体残障时，护士可通过触摸、搀扶，使患者得到极大的关怀；当产妇分娩时，护士可紧握产妇的手，使产妇的情绪得到稳定。但触摸的行为应明智地使用，要考虑性别、年龄、社会文化背景、双方的关系、当时的情况及体触的形式等，避免产生消极效应。

4.沉默　在护患沟通过程中，沉默本身也是一种信息交流，是一种超越语言功能的沟通方式，有时可以起到"此时无声胜有声"的作用。因此，护士与患者沟通中恰当地应用沉默，可以提高沟通效果。如当患者受到情绪上的打击而哭泣时，护士轻轻握住患者的手，递上一块毛巾，暂时以沉默的态度表示关心，会起到很好的效果。沉默可以表达护士对患者的关怀、同情和支持，可以使患者释放压抑的情感,使情绪得到调整。

5.空间距离 任何一个人,都需要在自己的周围有一个自己把握的自我空间,它就像一个无形的"气泡"一样为自己"割据"了一定的"领域"。生物学上叫"生物安全圈",倘若异物侵入,就会感到警觉不安。一个人必须与他人保持一定的间隔范围才能有舒适感、安全感和控制感,这个空间范围称为空间距离。不同的距离代表不同的人际关系。美国学者爱德华·霍尔将人际距离分为4个层次,即亲密距离、个人距离、社交距离和公众距离。

(1)亲密距离(0~0.46m):即一种允许身体接触的距离,是非常亲密的人之间的交流距离。在护理工作中,有些操作需要与患者保持这种距离,如皮肤护理、头发护理、生命体征的测量、导尿等。因此,操作前护理人员应向患者做必要的解释与说明,并注意遮挡患者,避免引起患者不适和医疗纠纷。

(2)个人距离(≥0.46~1.2m):伸手可触及对方的手,但不容易接触到对方的身体,是一般交往时保持的距离。通常熟人、朋友、同事之间的交谈多采用这种距离。护士常在这种距离范围内对患者进行健康教育、心理咨询等,是护士与患者之间较为理想的人际距离。

(3)社交距离(≥1.2~3.6m):常为人际关系不密切时的交往距离,主要用于社会交谈或商贸谈判,如小型会议、商务洽谈或宴会等。在护理工作中对比较敏感的患者或异性患者可以采用这种距离,以缓解对方的紧张情绪。

(4)公众距离(≥3.6m):主要适合群体交往,如上课、演讲、做报告等。在距离较远的情况下,可通过提高说话声音、增加手势等方式来调整,以拉近心理距离。

(三)护士的仪表规范

仪表,通常是指人的外观、外貌,其中主要是指人的容貌,在人际交往中,每个人的仪表都会引起交往对象的特别关注,并将影响着对自己的整体评价。

1.护士的仪容 护士的仪容应是自然、大方、雅净、亲切、热情。要保持面部干净清爽、无汗渍、无油污、无泪痕,无其他不洁之物。不在患者面前挖鼻孔、擤鼻涕;做到牙齿清洁、无异物,口腔无异味,在上班前忌食气味刺鼻的东西,如葱、蒜、烟、酒等;避免发出异响,如呵欠、喷嚏、咳嗽、打嗝等。

2.护士的修饰 护士可适度修饰仪容,但要与护士角色相适应。护士佩戴的饰物应与环境和服装协调,工作时间不宜佩戴过分夸张的饰物,以少、精为原则。要及时修剪指甲,长度以不超过手指指尖为宜,不得涂彩色指甲油。可适当化淡妆,以自然、清新、高雅、和谐为宜。

3.护士的服饰 护士的着装应以整洁、庄重、大方、适体、衣裙长短适度、方便工作为原则,并与工作环境协调一致。

(1)护士服:护士服不仅是专业的特征,更可体现护士群体的精神风貌。护士服是护士工作的专用服装,是区别于其他医疗服务人员的重要标志,它代表着护士的形象,是白衣天使的象征。护士服的款式和颜色多种多样,以白色为主,可根据不同的科室特点选择。如小儿科选用粉红色、手术室选用淡蓝色、急救中心选用浅绿色等。

(2)护士帽:护士帽是护理人员的职业象征,护士帽有两种:燕帽和圆帽。戴燕帽时,如果护士是短发,要求前不遮眉、后不搭肩、侧不掩耳;如果护士是长发,应梳理整齐盘于脑后,发饰素雅端庄。燕帽应平整无折并能挺立,应距离发际4~5cm,戴正戴稳,高低适中,用白色发卡固定于燕帽后,发卡不得显露于帽的正面。戴圆帽时,头发应全部遮在帽子里面,前后左右都不外露头发,边缝应置于脑后,边缘整齐。

(3)护士鞋和袜:护士鞋以白色或米色平跟或小坡跟为宜,行走时防滑、无响声。鞋子应经常刷洗,保持干净清洁。护士袜应以肉色或浅色为佳,袜口不宜露在裙摆或裤脚的外面。在炎热的夏季护士应着丝袜,不可光脚穿鞋,使腿部皮肤裸露。丝袜破损应及时更换。

(4)口罩:护士根据脸型大小及工作场景选择合适口罩。戴口罩应端正,系带系于两耳,松紧适度,遮住口鼻,注意不可露出鼻孔。纱布制口罩应及时换洗消毒,保持口罩清洁美观。一次性口罩应及时处理,不应反复使用。护士不应戴有污渍或被污染的口罩,不宜将口罩挂于胸前或装入不洁的口袋中。护士应先洗手,后戴取口罩。

总之,护士在工作中,应以美好的服饰礼仪展现护士的外在美,以良好的服务体现护士的内在美,使患者得到美的熏陶,给患者以鼓舞和力量,以利于患者积极配合,顺利康复。

（四）护士的举止规范

护士在交往中,尤其是在工作场合,要遵守举止有度的原则,即要求护士的体态合乎约定俗成的行为规范,做到"坐有坐相,站有站相"。护士的行为举止应做到:尊重患者,维护患者的权利;尊重自我,掌握分寸;尊重风俗,与具体情况相适应。护士的基本姿态包括站姿、行姿、坐姿等。

1.站姿　护士站立时,头部端正,微收下颌,颈部挺直,面带微笑,目视前方。挺胸收腹,两肩平放、外展放松,立腰提臀。两臂自然下垂,双手相握在腹部肚脐位置。两腿并拢,呈"V"形,或两脚呈"丁"字步。全身既挺拔向上,又随和自然。

2.坐姿　坐姿即人在就座之后所呈现的姿势。护士的坐姿应体现端庄、稳重、文雅、舒适的感觉。正确的坐姿应该是:臀部位于椅子前1/2至2/3的位置,上身端庄挺拔,两腿并拢,两脚自然着地,并向自己身体靠近,肩臂放松,双手自然交叉或相握轻轻置于大腿上。

3.行姿　行姿又叫走姿或行进姿势,是人们在行走时所表现的具体姿势。它始终处于动态之中,所体现的是护理人员的动态之美和精神风貌。它是站姿的延续,即在站姿的基础上展示人体动态的姿势。良好的行姿应该是"行如风",即轻盈、敏捷。正确的行姿应是两眼平视,面带微笑,步履自然轻盈,抬头、挺胸收腹、肩放松,有节奏。行进时目标要明确,脊背和腰部伸展放松。注意行走时移动的中心在腰部,而不是脚部。膝盖和脚踝应轻松自如,脚尖正对前方,脚跟先着地,通过后腿将身体的重心移送至前脚,促使身体前移。在行进的过程中,双肩保持平稳,避免摇晃,两手臂自然、有节奏地摆动,摆动的幅度30°左右最好。行走有节奏感,避免在短时间内速度时快时慢。

4.护理工作场景中的行为要求　在护理工作中,护士经常需手持治疗盘、推治疗车等用于特定的护理操作。在操作中,护士要做到稳妥和自然。

（1）端治疗盘:身体站直,挺胸收腹,双眼平视前方,双肩放松,上臂下垂,肘关节呈90°,双手托盘平腰处,拇指扶住治疗盘中间的两侧,手掌和其余四指托住治疗盘的底部,重心保持于上臂,与手臂一起用力;取放行进平稳,不触及护士服。开门时不能用脚踢门,而应用肩部轻轻将门推开。

（2）推治疗车:按照行姿的要求行走。抬头、面向前方,双眼平视,保持上体正直,挺胸收腹,腰部挺直避免弯曲,身体形成一条直线。双肩应保持平稳,两手扶住治疗车的两侧推车行走。

（3）持医疗文件夹:一手持文件夹中部轻放在同侧胸前,稍外展,另一手自然下垂或者轻托文件夹的下方。

（4）下蹲:指由站立的姿势转变为双腿弯曲,身体高度下降的姿势。它是在某些特殊情形下采取的暂时性姿势,时间不宜过长,以免引起不适,如整理工作环境、捡拾地面物品时使用。基本要求:一脚在前,一脚在后,两腿靠紧下蹲,前脚全脚掌着地,小腿基本垂直于地面,后脚脚跟抬起,前脚掌着地,臀部要向下。

注意事项:①不要突然下蹲;②不要距人过近下蹲;③下蹲时最好与其他人侧身相向;④注意遮掩自己身体;⑤不要随意滥用下蹲。

👁考点提示:护士站姿、坐姿和行姿的基本规范。

第四节　患者角色

患者角色又称患者身份,是指社会对一个人患病时的权利、义务和行为所做的规范。患者,这一术语通常是指患有疾病或处于疾病之中的人。随着社会的发展,患者范畴除了主动寻医的个体外,还包括未求医的患者和健康的人。

一、患者角色的特征

美国著名社会学家塔尔科特·帕森斯(Talcott Parsons)将患者角色特征概括为以下几个方面。

1.免除或减轻日常生活中应承担的责任和义务 患者可免除或部分免除正常的社会角色所应承担的责任,其免除的程度取决于疾病的性质、严重程度、患者的责任心以及患者在其支持系统中所能得到的帮助等。

2.患者对所患疾病没有责任,并有权利接受帮助 生病是不以人的意志为转移的事情,不是患者的过错,其对自己生病是无能为力的。因此,他们有权利获得帮助,恢复健康。

3.患者有恢复健康的义务 疾病会给人带来痛苦、不适、伤残甚至死亡,因而大多数人患病后都期望早日恢复健康,并为健康做各种努力。一般来说,生病是不符合社会期望和利益的,患者应主动寻求健康,然而患者角色有一定特权,也有可能成为继发性获益的来源。因此,一些人努力去恢复健康,还有的人安于患者角色,甚至出现角色依赖等。

4.患者有配合医疗和护理的义务 在恢复健康的医疗和护理活动中,患者不能凭自己的意愿行事,必须按照治疗和护理要求与医护人员合作,如按时服药、休息等。如传染病患者有义务遵守隔离制度,以免疾病传播扩散。

二、患者的权利与义务

如同任何其他社会角色,患者角色有其特定的权利和义务。

(一)患者的权利

不同的国家或医院对患者的权利的规定不尽相同,但患者的基本权利是一致的,主要包括以下几个方面。

1.免除或部分免除社会责任的权利 患者具有免除职业、家庭角色所必须承担的职责和义务的权利。如个体在其患病期间暂时不用上班等。

2.享受平等医疗、护理和保健的权利 人人都享有平等接受医疗护理的权利,不分职务、地位、年龄、性别、经济状况。医护人员不得以任何借口拒绝或推诿患者就医或怠慢患者。

3.知情同意的权利 患者有权了解有关自己疾病的所有信息,包括疾病的诊断、检查、治疗、护理、预后等,并且患者有权在知情的基础上,对治疗、护理等服务作出接受或拒绝的决定。

4.隐私保密的权利 患者有权要求护士对其治疗、护理过程中涉及的个人隐私和生理缺陷进行保密。

5.自行选择的权利 患者有权根据医疗条件及自己的经济状况来选择医院和医疗护理方案。

6.监督医护权益实现的权利 患者有权监督医院对其实施的医疗、护理工作。如果正常要求得不到满足,或由于医务人员的过失而使患者受到不必要的损害,有权要求赔偿并追究有关人员的责任。

(二)患者的义务

权利和义务是相对的,患者在享受权利的同时,也应履行以下义务。

1.自我保健的义务 作为患者,有责任改变自己不良的生活习惯,发挥自身在预防疾病和增进健康中的主动作用,掌握保持自身健康的主动权。

2.积极配合医疗和护理活动的义务 患病后,有义务积极配合医疗和护理活动,如糖尿病患者应根据病情控制饮食,按时打针、服药等。

3.遵守医疗机构规章制度和提出改进意见的义务 遵守医院规章制度,给医院及医护人员提出合理化的建议。

4.按时缴纳医疗费用的义务 按时缴纳医疗费用是维护医院正常医疗秩序的必要保证。

5.尊重医务人员的义务 医务人员如果在工作中有失误,患者及家属可以通过正当途径提出上诉,但决不允许有侵犯医务人员人身安全的行为。

6.支持医学科学研究的义务 患者有义务用自己的实际行动支持医疗护理工作的发展,如新药、新技术的使用,死后捐献遗体或部分器官组织等。

三、患者角色适应过程中的问题

患者角色不是与生俱来的,任何个人在生病前都是健康的人,有自己的社会角色。当人们从其他的角色过渡到患者角色或从患者角色过渡到其他角色时,可能在角色适应上出现一些心理和行为上的改变,常见以下问题。

(一)角色行为缺如

角色行为缺如指患者没有进入患者角色,意识不到或不承认自己是患者,不能很好地配合医疗和护理。这是一种心理防御的表现,常发生于由健康角色转向患者角色及疾病突然加重或恶化时。许多人在初次诊断为癌症或其他预后不良疾病时,都有这种防御性心理反应。

(二)角色行为冲突

角色行为冲突指患者在适应患者角色过程中,与其患病前的各种角色发生心理冲突而引起行为的不协调,表现为患者不愿或不能放弃原有角色行为。表现为意识到自己有病,且有愤怒、焦虑、烦躁、茫然或悲伤等情绪反应,不能接受患者的角色。实际上,这是一种视疾病为挫折的心理表现。

(三)角色行为消退

角色行为消退指患者适应患者角色后,由于家庭生活、工作环境变化等某种原因而迫使其患者角色淡出的现象,又重新承担起本应免除的社会角色的责任而放弃患者角色。如一位需要继续治疗的母亲为了照顾上学的孩子,毅然放弃治疗回家照顾孩子,此时"母亲"的角色在她心中已经占据了主导作用,于是她放弃了"患者"角色而承担起了"母亲"的角色。

(四)角色行为强化

角色行为强化指患者安于患者角色,对自我能力表示怀疑,产生退缩和依赖心理;另外,患病也使患者免除了其原来的社会责任,对康复后回归原社会角色忧心忡忡。表现为依赖性增强,害怕出院,害怕离开医务人员,对正常的生活缺乏信心等。

(五)角色行为异常

患者受病痛折磨,产生悲观、失望等不良心境,导致行为异常,如对医务人员的攻击性言行、病态固执、抑郁、厌世以至于自杀等。

☞**考点提示**:患者角色适应中的问题及患者的权利和义务。

第五节 护患关系

护患关系是指诊疗康复护理和预防保健活动中护理人员(及其所属单位)与患者(及其家属)、保健对象之间的帮助与被帮助的人际关系。护患关系是构成护理人际关系的基础,是服务与被服务的关系。护患关系由技术性关系和非技术性关系构成。

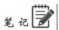笔记

一、护患关系的性质

(一)专业性的人际关系

护患关系是一种存在于护理工作中的人际关系,是帮助者与被帮助者之间的关系。护士对患者的帮助一般是发生在患者无法满足自己的基本需要的时候,其中心是帮助患者解决困难,通过执行护理程序,使患者能够克服病痛,生活得更舒适。

(二)治疗性的人际关系

护患关系是一种治疗性的人际关系,良好的护患关系能有效地消除或减轻患者因疾病而产生的不良情绪,如焦虑、恐惧、郁闷、愤怒等;建立良好的护患关系有利于患者减轻疾病所带来的心理压力。

(三)多方位的人际关系

护患关系除了护士与患者之间的关系外,还涉及其他的人际关系,如护士与患者家属、护理同仁、医生等的人际关系,这些关系是构成护患关系的重要组成部分,也从不同角度和方式影响着护患关系。

二、护患关系的基本模式

根据护患双方在共同建立及发展护患关系过程中所发挥的主导程度、各自所具备的心理方位、主动性及感受,可将护患关系分为以下 3 种基本模式。

(一)主动-被动型

这是一种最常见的以疾病护理为主导思想的护患关系模式。其特征是护患双方不是双向作用,而是护理人员对患者单向发生作用,即"护士为患者做什么"。在对患者的护理过程中护理人员处于主动、主导地位,患者处于完全被动的、接受的从属地位。此型适用于生活不能自理、意识障碍的患者,如危重、昏迷、休克、全麻、有严重创伤、精神病患者及婴幼儿。一般此类患者部分或完全失去正常的思维能力,无法参与意见,需要护士发挥积极主动作用。

(二)指导-合作型

这种是疾病护理为指导思想的护患关系模式。双方都有微弱单向作用,护理人员占主动权威性地位,但是患者可向护士提供有关自己疾病的信息,同时也可以就治疗和护理提出自己的意见。其特征是"护士教会患者做什么"。这种类型适用于急性患者,患者一般神志清楚,但病情重、病程短、对疾病治疗护理了解少,需要护士指导,这就要求护士有良好的护患沟通及健康教育技巧,帮助患者早日康复。

(三)共同参与型

这种属于双向性诊疗护理关系,其特征是"护士帮助患者做什么"。在这种模式中,患者"久病成良医",对自身病情变化、治疗效果有切身体验,主动性更强,护士与患者双方相互尊重、相互学习、相互协商,共同分担风险,共享成果。这种模式主要适用于慢性病和受过良好教育的患者,对自身的疾病与相应的治疗护理有一定的了解,需要护士提供更多的信息与指导。护士设身处地地为患者着想,尊重患者的主动权,给予患者充分的选择权,帮助患者获得信心和自理能力。

三、护患关系的发展过程

护患关系是一种以患者康复为目的的特殊人际关系,是护士出于工作需要,患者出于身心健康需要接受护理而建立起来的一种工作性的帮助关系。良好护患关系的建立与发展一般分为 3 个阶段。

（一）观察熟悉期

观察熟悉期是护士与患者相互接触的最初阶段，又称初始期，从护士与患者初次见面开始，护患关系就建立了。此期护患关系发展的主要任务是与患者之间建立信任关系。护患之间的信任是建立良好护患关系的决定性因素之一，是以后进行护理活动的基础。患者通过语言和行为检验护士的可信任和可依赖程度。护士需要向患者介绍病区的环境和设施、医院的规章制度以及与医疗、护理有关的人员等，同时也需要初步收集有关患者身体、心理、社会文化及精神方面的信息及资料。护士通过收集资料发现患者的健康问题，制订护理计划。

（二）合作信任期

合作信任期又称为工作期，护患双方在信任的基础上开始合作。此期的主要任务是采取具体措施为患者解决健康问题。护士在提供护理时，应注意调动患者的主动性，鼓励其参与治疗护理活动，从而提高患者的自理能力及健康保健知识水平。

（三）结束关系期

护患密切协作，达到预期目标，患者康复出院或转院，护患关系即将进入结束阶段。此期护士应对整个护患关系进行评价，了解患者对其健康状况和护患关系的满意程度，同时，护士也需要对患者进行有关的健康教育，制订出院计划或康复计划，以保证护理的连续性，预防患者在出院后由于健康知识缺乏而出现某些并发症。

四、建立良好护患关系对护士的要求

护士的工作对象是患者，其目的是最大限度地帮助患者保持健康，恢复健康，减轻痛苦或让患者安详地逝去。良好的护患关系对患者战胜疾病、恢复身心健康有重要的意义，护士要建立良好的护患关系必须做到以下几点。

（一）保持健康的生活方式和情绪

健康的生活方式会对患者产生积极的影响，护士应首先关注自身健康，以健康、积极的形象出现在患者面前。护士应保持良好的心态，自觉控制和调整自己的情绪，不把个人情感反应带到工作中，避免不良情绪对患者的影响。

（二）拥有丰富的科学知识和熟练的技能

医学是一门飞速发展的学科，护士应树立终身学习的理念，不断汲取新理论、新知识、新技能。护士不仅要学习护理专业方面的知识，也需要学习护理相关学科的知识，如文学、艺术、心理、管理、教育等科学知识，这样才能扩大个人的知识面和视野，保持对专业的兴趣，加深增进对患者的理解。

（三）真诚对待患者，取得患者信任

信任感是良好护患关系的前提，信任感有助于患者产生安全感，使患者愿意并能够真诚、坦率地表达自己的价值观、感情、思想及愿望。护理人员在护理的过程中要尽量地去体会患者的感受，了解患者的经历，真诚地对待患者，取得患者的信任。

（四）尊重患者权利，调动患者的积极性

在治疗护理的过程中，护士应该充分尊重患者，对待患者应该一视同仁，让患者感到被接纳和理解，减少孤独与不安。这样，患者才能以良好的心态接受和参与各种治疗，从而尽快恢复健康。

（五）掌握良好的人际沟通技巧

护患关系的建立与发展，是通过双方的相互沟通实现的。有效的沟通有利于建立良好的护患关系，无效或缺乏沟通会使护患双方产生误解甚至冲突。因此，护士学习和掌握人际沟通技巧，实现有

笔记

效沟通,对护患关系的建立和发展至关重要。

☞ **考点提示**:护患关系的性质及基本模式。

（胡　俊）

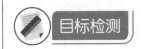

参考答案

【A1 型题】

1. 有关护士的语言行为,不正确的是(　　)。
   A. 语言内容谨慎　　　　　　B. 符合伦理道德原则　　　　　C. 不必顾忌患者的隐私
   D. 措辞简洁、明确　　　　　E. 一般应选用专业术语

2. "在社区传授促进健康的知识和方法",体现了护士的专业角色是(　　)。
   A. 研究者　　　　　　　　　B. 教育者　　　　　　　　　　C. 照顾者
   D. 咨询者　　　　　　　　　E. 管理者

3. "回答患者疑问,帮助患者寻求解决健康问题的方法",体现了护士的专业角色是(　　)。
   A. 照顾者　　　　　　　　　B. 教育者　　　　　　　　　　C. 咨询者
   D. 管理者　　　　　　　　　E. 研究者

4. "为患者提供直接的护理服务",体现了护士的专业角色是(　　)。
   A. 研究者　　　　　　　　　B. 照顾者　　　　　　　　　　C. 教育者
   D. 咨询者　　　　　　　　　E. 管理者

5. 护理工作中,护士观察患者病情的最佳方法是(　　)。
   A. 多倾听交班护士报告
   B. 经常与患者交谈,增加日常接触
   C. 经常与家属交谈,了解患者需要
   D. 多加强医护间的沟通
   E. 经常查看护理记录

6. 昏迷患者在入院初期的护患关系模式为(　　)。
   A. 主动 – 被动型　　　　　B. 指导 – 合作型　　　　　　C. 共同参与型
   D. 教育 – 被动型　　　　　E. 消极 – 被动型

【A2 型题】

7. 一位肝炎患者在医院治疗一段时间后,听说儿子病理性骨折,他立即出院去照顾儿子,他这种行为属于(　　)。
   A. 患者角色行为冲突　　　　B. 患者角色行为缺如　　　　　C. 患者角色行为消退
   D. 患者角色行为异常　　　　E. 患者角色不明确

8. 一位患高血压病住院治疗的中年女性,得知高考女儿生病了,于是就偷偷跑出院回家照顾女儿,结果因劳累病情加重。该患者角色属于下列(　　)情形。
   A. 患者角色行为冲突　　　　B. 患者角色行为强化　　　　　C. 患者角色缺如
   D. 患者角色退化　　　　　　E. 患者角色不明确

9. 患儿,男,10 岁,因大叶性肺炎入院。入院当晚,护士正在巡视病房,此时患儿对护士说:"你们都是坏人,把我的爸爸妈妈赶走了,平时都是他们陪我睡觉。"此时护士正确的回答是(　　)。
   A. "根据医院的规定,在住院期间,你的爸爸妈妈不能在这里陪你。"
   B. "如果你乖乖地睡觉,我找人去给你买好吃的。"
   C. "你再闹的话,我就给你扎针。"
   D. "你想爸爸妈妈了吧? 我陪你说说话吧。"
   E. "爸爸妈妈一会就来,你先睡吧。"

10. 患者,男,73 岁,以慢性肾衰竭入院,需行维持性血液透析治疗,常抱怨家属照料欠周到。今天早上对护士说:"你们治来治去,怎么也治不好,我不治了!"下列护士的答复中最恰当的是(　　)。

    A."要是不治疗,你的病情比现在严重多了!"

    B."尿毒症是终末期疾病,想要治愈是不可能的。"

    C."你觉得治疗效果不理想,可以找到别的治疗途径。"

    D."你这样扰乱了病房的秩序,影响了我们的工作。"

    E."您的心情我理解,我们也在努力,需要你的配合。"

11. 护士对抑郁症患者进行健康宣教时,患者表示不耐烦,此时护士最佳的反应是(　　)。

    A."你该认真听讲,不然你的病会更重的!"

    B."如果你不想听,我陪你坐一会吧。"

    C."你这样对你没好处,我这是为你好。"

    D."不听可不行,护士长一会来检查的。"

    E."不想听也行,我把宣传资料放在这里,你一会自己看吧。"

第四章　护理的支持理论

课件　　思维导图

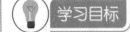

素质目标：具备理论应用、持续学习和人文关怀能力，有为患者提供高质量护理的追求。

知识目标：掌握系统、需要、压力、压力源、适应、生长及发展的概念，马斯洛基本需要层次理论、压力与适应理论的主要内容；熟悉系统理论、需要层次理论、压力与适应理论、生长与发展相关理论在护理中的应用；了解系统的基本属性、弗洛伊德的性心理发展学说、艾瑞克森的心理社会发展学说、皮亚杰的认知发展学说的基本内容。

能力目标：能运用需要层次理论、压力与适应理论、生长与发展理论为患者提供整体护理；运用护理的支持理论进行具体个案分析及临床实践。

 案例导学

　　王女士，45 岁，是一名优秀的高中教师。作为高三班主任，她对待学生的教学和管理全面且严格。近期她时有头晕目眩，但是因为工作太忙，从未到医院检查治疗。4 小时前，她在上课时忽然晕倒，被学生和同事送往医院，测得血压 200/100mmHg，口角歪斜，左侧肢体偏瘫，经抢救治疗后神志恢复，血压平稳，立即办理住院，等待进一步检查。但她想到自己带的班马上要进行高考，心急如焚，想要立即起身，却发现左侧肢体完全不能活动。

　　请思考：

　　1. 该患者目前的基本需要是什么？

　　2. 如何系统地评估该患者的基本需要，正确地实施护理，满足其需要？

案例导学解析

　　护理学作为一门独立的学科，拥有自己独特的知识体系作为护理工作的理论基础和实践指导。护理理论是对护理领域中的现象和活动进行系统的描述，是经过实践检验证明的理论体系，护理理论在发展过程中也借鉴了一些其他学科的理论，如系统理论、人的基本需要理论、压力与适应理论，使其不断地丰富和完善。这些理论从不同侧面解释了护理现象，帮助护士以科学的原则开展护理工作，促进了护理专业的发展。

第一节　系统理论

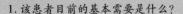 

一、系统的概念与分类

　　系统论的观点起源于 20 世纪 20 年代，由美籍奥地利生物学家路·冯·贝塔朗菲提出，1937 年贝塔朗菲第一次提出一般系统论的概念，并于 1968 年在《一般系统论——基础、发展和应用》中总结了一般系统论的概念、方法和应用。20 世纪 60 年代后，系统理论被广泛应用于很多学科，其理论观点渗透到自然、社会科学的各个领域。

（一）系统的概念

系统（system）是由若干相互联系、相互依赖、相互作用的要素所组成具有一定结构和功能的有机整体。系统的定义有两层含义：一是指系统是由各子系统所组成，这些子系统都有自己独特的结构和功能；二是指系统中每个子系统之间相互联系、相互依赖、相互作用构成一个整体系统，这个整体系统具备各独立子系统所不具备的整体功能。比如泌尿系统是一个整体系统，由肾脏、输尿管、膀胱、尿道4个子系统构成；肾脏生成尿液，经输尿管排入膀胱，膀胱储存尿液，当达到一定量时经尿道排出体外。各子系统都有其独特的结构和功能，而这些子系统集合起来构成泌尿系统后，泌尿系统又具备各子系统不具备的整体功能，即排泄人体代谢废物，维持机体内环境稳定的功能。

（二）系统的分类

系统广泛存在于自然界和人类社会中，可以从不同的角度对它进行分类。

1. 按组成系统的性质分类　按系统的性质将系统可分为自然系统和人造系统。自然系统是自然形成、客观存在的，如生态系统、人体系统等；人造系统是为了某些特定的目标人为建立的，如机械系统、计算机系统等。现实中大多数系统都是自然系统和人造系统的结合，称为复合系统，如卫生系统、教育系统等。

2. 按系统与环境的关系分类　按系统和环境的关系将系统分为闭合系统和开放系统。闭合系统指不与周围环境进行物质、能量和信息交换的系统。绝对的闭合系统是相对的、暂时的，事物之间总是存在千丝万缕的联系，绝对的闭合系统是不存在的。开放系统指不断与周围环境进行物质和信息交换的系统，如人体系统等。开放系统与环境的联系是通过输入、转换、输出和反馈来完成能量和信息的交换的（图4-1），并以此保持与环境的协调和平衡，从而保持自身的稳定。

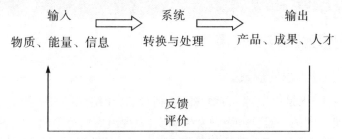

图4-1　开放系统功能示意图

3. 按组成系统的内容分类　按组成系统的内容将系统分为物质系统和概念系统。物质系统指以物质实体组成的系统，如机械系统、生物系统等；概念系统是由非物质实体构成的系统，如理论系统。

4. 按系统的运动状态分类　按系统的运动状态将系统分为动态系统和静态系统。动态系统即系统的状态会随时间的变化发生变化；静态系统则不随时间变化而改变，绝对的静态系统是不存在的。

5. 按系统的复杂程度分类　按系统的复杂程度将系统分为次系统和超系统。次系统是较简单、低层次的系统；超系统是较复杂、高层次的系统。对于一个系统而言，它既是由一些次系统组成的一个超系统，又是组成上一层超系统的一个次系统，比如人由呼吸、循环、泌尿、消化、神经等次系统组成的一个超系统，同时人又是家庭这个超系统的一个次系统，而家庭又是社区的一个次系统。

☞考点提示：系统的概念和分类。

二、系统的基本属性

（一）整体性

系统的整体性体现在系统的整体功能大于各要素功能之和。主要体现在两方面：一是系统的整体功能有赖于各要素根据自己独特的结构和功能充分发挥其作用，这是实现目标的基础；二是系统的整体功能大于各个要素功能之和。各要素功能并不是简单地相加,当各要素以一定的方式组成统一整体后会产生新的整体功能,产生孤立要素所不具备的特定功能。

(二)相关性

相关性指系统内部各要素间及各要素与整体间存在相互作用、相互依存的关系,其中任何一个要素发生了结构或功能的变化,必将影响其他要素甚至整体功能的发挥。如持续过大的心理压力,可能会导致消化系统、神经系统、免疫系统出现功能紊乱。

(三)动态性

动态性指系统会随时间的变化而变化。系统要发展,需要通过内部各要素的相互作用,调整内部结构以保证最佳功能状态;同时,系统还要与外界环境进行物质、能量、信息的交换,以达到适应环境的目的。

(四)层次性

任何系统都具有一定的层次。一个系统是由若干子系统所组成的,其本身又可以看作是更大系统的子系统,按照复杂程度依次排列组织,这就构成了系统的层次性。在研究复杂系统时要从较大系统出发,充分考虑系统所处的上下层关系。

(五)目的性

任何一个系统都有其特定的目的。系统不是盲目形成的,而是根据系统的目的、功能和需要来建立系统的,系统的各要素都是为达到系统的一定目的而协同运作的,系统要维持稳定的有序结构,从而实现系统的整体功能。

☞**考点提示**:系统的基本属性。

三、系统理论在护理实践中的应用

(一)促进了整体护理思想的形成

根据系统理论的观点,人是由生理、心理、社会、精神、文化组成的统一体,人是一个自然系统,人是一个开放系统。当机体的某一器官或组织发生病变,表现出疾病征象时,不仅要注意到体内器官功能的平衡,提供相关疾病的护理,还需要注意外界环境如家庭、社区等对机体的影响,提供包含生理、心理、社会、文化等要素的整体性护理。

(二)作为护理程序的理论框架

系统论为护理程序提供了理论框架,护理程序是一个开放系统,包括评估、诊断、计划、实施和评价5个步骤。评估患者的基本健康状况、护士的知识水平与技能、医院的医疗设施条件等是输入信息;经系统地整理分析,即作出护理诊断、制订护理计划和实施护理措施;护理后患者的健康状况是输出的信息;经评价进行信息反馈,若患者尚未达到预期健康目标,则需要重新收集资料,修改计划及实施新的护理措施,直到患者达到预期健康目标,护理程序终止(图4-2)。

(三)作为护理理论或模式发展的框架

系统理论被很多护理理论学家应用和借鉴,作为护理理论或模式发展的基本框架,如罗伊的适应模式、纽曼的保健系统模式等。

(四)为护理管理者提供理论支持

根据系统理论,医院护理系统被视为医院整体系统的一个子系统,因此,在护理管理中,既要考虑护理系统内部的诸多要素,又要注意与医疗系统及其他系统的协调平衡,方能促进护理管理质量,促进护理专业的发展。

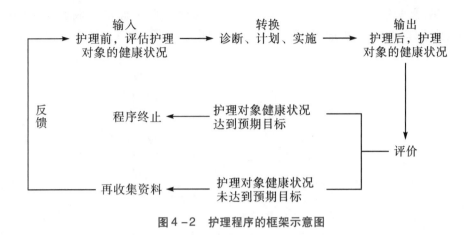

图4-2 护理程序的框架示意图

第二节 需要层次理论

需要是维持人类生存和发展的基本条件,护理的过程就是满足人类基本需要的过程。了解需要的基本概念、理论、特征及满足需要的影响因素,有利于护士在护理实践中应用需要理论对每一个服务对象进行评估,识别并满足患者的基本需要增进其健康。

一、需要的概念

(一)需要

需要(need)指有机体、个体、群体对其生存和发展条件所表现出来的依赖状态,是个体和社会的客观需求在人脑中反映,是个体的心理活动与行为的基本动力。需要与人的活动密切相关,一方面,需要是推动人类活动的基本动力,促使人类设定目标、追求目标、实现目标;另一方面,需要也在人类活动中不断地产生和发展,促使人的活动向更高的目标前进。

英国护理学家南丁格尔认为"需要是新鲜的空气、阳光、温暖、环境、个体的清洁、排泄以及各种防止疾病发生的需求。"美国护理学家艾达·奥兰多解释:"需要是个体需求,一旦满足,可消除或减轻不安、痛苦、维持良好的自我感觉,获得舒适感。"

(二)基本需要

基本需要(basic need)是个体为了生存、发展及维持身心平衡的最基本的需求。美国人本主义心理学家亚伯拉罕·马斯洛认为人的基本需要是始终不变的、遗传的、本能的、人类所共有的需要。无论其种族、文化和年龄有何差别,其基本需要具有共同的特征:①缺少它可能导致疾病;②有了它可免于疾病;③恢复它可治愈疾病;④在某种非常复杂的、自由选择的情况下,丧失它的人宁愿寻求它,而不是寻求其他满足;⑤在一个人健康的时候,它是处于静止的、低潮的或者不起作用的状态。

☞**考点提示**:需要和基本需要的概念。

二、人类基本需要层次理论

(一)马斯洛人类基本需要层次理论

1.马斯洛人类基本需要层次理论的基本内容 1943年,美国心理学家亚伯拉罕·马斯洛提出人类有五种不同层次的需要,包括生理需要、安全的需要、爱与归属的需要、尊重的需要和自我实现需要。并论述了不同层次需要之间的联系。1970年,在《动机和人格》中,马斯洛又增加了两种新的需要,分别是求知的需要和审美需要,位于尊重需要和自我实现需要间,最终形成了含有七种不同需要层次的基本需要层次理论,并形象地用"金字塔"结构说明层次(图4-3),该理论被广泛地运用于护理领域。

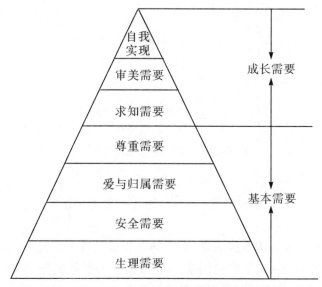

图4-3 马斯洛人类基本需要层次理论示意图

(1)生理的需要:是个体为维持生存和种族延续的最基本的需要,包括对食物、空气、水、排泄、休息、睡眠等的需要。生理需要是人类最基本、最强烈、最具优势的需要,是其他需要产生的基础。如果这些需要得不到满足,人类生命就会受到威胁,继而会影响个体追求高层次的需求。

(2)安全的需要:希望受到保护、免受威胁和意外,从而获得安全感。安全需要是在生理需要得到相对满足之后显露出来的,包括对组织、秩序、安全感和可预见性等的需要。安全需要最主要的目标就是要减少生活中的不确定性,以确保自己生活在一个免遭危险的环境中。如果安全需要得不到满足,个体就会出现焦虑、恐惧、害怕等负性情绪体验,以及寻求安全的行为等。

(3)爱与归属的需要:指被他人或者群体接纳及爱护,包括接受和给予两个方面。当个体在生理和安全需要得到基本满足以后,处于这一层次中的个体就渴望去爱别人和被别人爱,希望被他人和社会群体接纳,建立良好的人际关系。如果这一层次的需要得不到满足,个体就会感到空虚、寂寞、孤独、被遗弃等。

(4)尊重的需要:在前三种需要得到基本满足以后出现,包括自尊和他尊两个方面。自尊需要指个体渴求能力、信心、成就、实力等;他尊需要指个体希望得到别人的尊重、认可、赞赏等。尊重需要的满足能使个体产生自信,产生更大的动力;反之,会让个体失去自信,怀疑自己的能力和价值,产生自卑、软弱、无能等感受。

(5)求知的需要:指对自己、对人、对周围事物有了解和探索的需求。求知的需要来源于人的好奇心,学习和发现未知的东西能给人带来满足感和幸福感。

(6)审美的需要:指对美好事物欣赏,并希望周遭事物有秩序、有结构、顺自然、循真理等心理需求。马斯洛认为,正如饮食需要一样,人也需要美,因为美有助于人变得更健康。

(7)自我实现的需要:个体希望最大限度地发挥自己的潜能,实现自身的价值,为人类作出自己的贡献。这是最高层次的需要,在其他需要获得基本满足后才会出现的需要,处于这一层次需要的人努力发挥自己的潜能,努力实现理想。其需要的程度和满足的方式有极大的个体差异。

马斯洛将以上七种层次的需要分为两个水平:基本需要(basic need)和成长需要(growth need)。处于较低层次的生理需要、安全的需要、爱与归属的需要、尊重的需要称为基本需要,基本需要是个体生存所必需的,如果得不到满足,将影响到健康;如果得到满足,需要强度就会降低,不再对人产生激励作用。处于较高层次的求知需要、审美需要和自我实现需要称为成长需要。成长需要不是维持个体生存所必需的,但成长需要的满足会促进人的健康成长。成长需要不随其满足而减弱,反而因获得而增强,并激发个体强烈的成长需要。

☞**考点提示**:马斯洛基本需要层次理论的内容。

2.马斯洛人类基本需要层次理论的基本观点

(1)需要的满足逐级上升:较低层次需要的满足是较高层次需要产生的基础。一般而言,必须首先满足较低层次的需要再考虑较高层次的需要。古人云:"仓廪实而知礼节,衣食足而知荣辱",正反映了这个特点。

(2)各层次的需要相互依赖,可重叠出现:较高层次的需要并不是在较低层次的需要完全得到满足后才出现的,而是在较低层次需要基本满足后逐渐出现。这一过程一般遵循从无到有、由弱到强、逐渐发生的规律,前后层次的需要之间往往会有重叠。

(3)各种需要得到满足的时间不同:有的需要必须立即且持续满足,如对氧气的需要;而有的需要可以暂时延缓满足,如休息、饮食等需要。

(4)各种需要的层次顺序并非固定不变:不同的人在不同的条件下各需要的层次顺序会有所不同,最明显、最强烈的需要应首先得到满足。"不食嗟来之食"即体现了人为了维护自尊的需要而放弃生理需要的满足。

(5)层次越高的需要,满足的方式差异越大:人们对空气、食物和睡眠等生理需要的满足方式基本相同,但对尊重、自我实现等较高层次需要的满足方式却因个人的性格、受教育的水平和社会文化背景不同而大相径庭。

(6)人类需要被满足的程度与健康成正比:基本需要被满足的程度越高,意味着健康水平越高。有些需要并非生命所必需,但能促进生理功能更加旺盛,如果不被满足,会引起焦虑、恐惧、抑郁等负性情绪,导致疾病的产生。

3.马斯洛人类基本需要层次理论在护理实践中的应用　需要理论对护理实践有着重要的指导意义,尤其是马斯洛的人类基本需要层次理论,主要体现在以下几个方面。

(1)系统地收集资料,识别患者未满足的需要:护士以人类基本需要层次理论为理论框架,系统全面地收集患者的资料,识别患者在各个层次尚未满足的需要,发现护理问题。

(2)理解患者的行为和情感:需要理论有助于护士领悟和理解患者的行为和情感。例如手术前患者表现为焦虑不安,这是安全需要的表现;患者住院后想家,希望亲友常来探视和陪伴,这是爱与归属的需要。

(3)预测患者即将出现或尚未表达出的需要:针对患者可能出现的问题,积极采取预防措施。例如,在患者新入院时,及时介绍病房环境和规章制度,介绍主管医生、护士及病友,可以避免患者由于对环境不熟悉而产生不安全感。护士在为患者提供护理时,不仅是要满足患者生理的需要,还要兼顾其他需要,比如满足患者爱与归属的需要、尊重的需要、自我实现的需要。

(4)判断患者需要的轻重缓急,确定护理计划的优先次序:按照基本需要的层次及各层次需要之间的相互影响,判断护理问题的轻、重、缓、急,按其优先次序制订和实施护理计划,并针对影响因素,采取最有效的护理措施,满足患者的各种需要。

☞**考点提示**:马斯洛基本需要层次理论的基本观点。

(二)卡利什的人类基本需要层次理论

1977年,美国护理学家理查德·卡利什在马斯洛的基础上将需要层次理论加以修改和补充,在生理的需要和安全的需要之间增加一个层次,即刺激的需要,包括性、活动、探索、操纵和好奇(图4-4)。

卡利什认为,人们在氧气、水分、食物、排泄、温度、休息、避免疼痛等生理需要得到满足后会寻求各种刺激。知识的获取是人类好奇心和探索所致;同时,人们为了满足好奇心,在探索各项事物过程中往往忽略自身的安全。因此,刺激的需要列在生理需要之后而优于安全的需要。

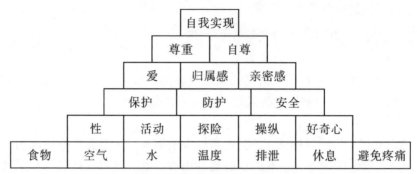

图4-4 卡利什的人类基本需要层次理论示意图

三、基本需要层次理论在护理实践中的应用

需要和护理密不可分。学习人类基本需要的概念及相关理论有助于指导护理实践。在临床护理实践中,护理的功能是满足患者的需要,护士以需要层次理论为理论框架来开展工作,需要理论可以协助护士理解和领悟患者的言行,识别患者的基本需要,评估未被满足的需要,预测尚未表达的需要,为制订个体化的护理措施提供依据。护理的目的就是发现患者未满足的需要,帮助患者满足这些需要,以促进患者尽可能恢复和提高患者独立满足其基本需要的能力。

（一）满足住院患者的基本需要

个体在健康状态下能满足自己的基本需要,但在患病时,个体既不能自行满足基本需要,更不能很好地识别和满足自己患病状态的特殊需要,这些都需要得到他人的协助。因此,护士应全面评估患者住院时的各种需要,并根据其优先次序制订和实施相应的护理措施,以恢复机体的平衡与稳定。

1.生理需要 生理需要是维持机体生理功能的基本需要,而疾病常导致患者各种生理需要无法得到满足。因此,护士应及时发现并协助患者满足尚未满足的生理需要。比如氧气是人体进行新陈代谢的关键物质,是人体生命活动的第一需要,护士应及时正确地评估患者的缺氧程度及缺氧的原因,选择正确的氧疗方法,满足患者对氧气的需要。疼痛会给患者带来不同程度的身心反应,护士应该及时正确地评估患者疼痛的原因及程度,及时采取预防和控制疼痛的措施,满足患者避免疼痛的需要。

2.刺激需要 内、外环境的刺激是维持人体身心健康的基本需求。患者在患病期间,仍需要活动、探索、好奇、操纵等刺激。如在ICU单调的环境中,由于缺乏正常人体所需要的刺激,患者会出现各种生理上和心理上的不适,甚至会产生各种心理情绪问题。因此,护士应根据患者的具体情况以及医院的条件设施满足患者对刺激的需要。如组织适当的娱乐活动,布置病房环境等来激发患者的新鲜感,改善患者枯燥、无聊等情绪。

3.安全需要 患病时,人的安全感会降低。由于对医院环境不熟悉、对住院生活的不习惯、对医务人员的医疗技术手段不了解以及对自身疾病和治疗护理手段的不了解,患者往往会感到安全受到威胁,安全感下降。护士应评估患者的安全状况及影响因素,积极采取防范措施,保障患者安全。①护士应该为患者提供安全的住院环境,如地板防滑、使用床挡、夜间开地灯、告知患者呼叫器的使用、正确用药、严格执行无菌操作、严格消毒隔离预防院内感染等。②及时对患者进行入院介绍,提供及时恰当的疾病及诊疗信息,耐心解答患者的问题和疑虑,保证良好的服务态度和过硬的护理操作技术,帮助患者与周围人群建立和谐的人际关系等。

素质拓展

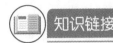 知识链接

用人工智能满足患者的安全需要

患者安全威胁是一个严峻的全球公共卫生问题。循证护理为满足患者安全需要提供了大量证据,护理实践的安全规范也日趋精进。但是,风险仍然存在。近几年,美国许多大学和医院研究用计算机视觉来识别床边护理的风险,能帮助护士更好地满足患者的安全需要。基于传感器距离人和物体表面特征的距离,利用反射的红外信号来创建类似轮廓的图像。通过检测人与物体表面的微小温度差异,热传感器可以创建热图图像,从而显示人体的运动形态,以及在光照和黑暗环境下的浅呼吸和尿失禁等生理事件。研究人员正在研究图像传感方法的组合是否能够在保护隐私的同时,准确识别医院病房中重要的临床床边行为,最大限度地识别风险,保证患者的安全。

4.爱与归属需要　患病期间患者因住院与家人、亲友分开,加上疾病所致的自理能力下降而易致无助感增强,其对爱与归属的需要更为强烈,迫切希望得到家人、朋友及医务人员的关心、爱护、理解和支持。因此,护士应与患者建立良好的护患关系,让患者感到被关怀、被重视;鼓励患者家属及亲友多探视、关心患者;介绍病友相互交流等,满足患者爱与归属的需要。

5.尊重需要　患病后患者会因自理能力受限、需要依赖他人照顾、隐私得不到保护、某些疾病导致的体像改变等影响自身价值的判断。认为自己是无用的、成为别人负担的人,从而影响其自尊需要的满足。因此,护士应采取措施帮助患者感受到自我存在的价值,如注意使用礼貌和尊重的称呼,重视和听取患者的意见,尊重患者个人习惯和宗教信仰,协助患者尽可能达到生活自理,保护患者的隐私,指导患者适应疾病带来的体像改变,如截肢、烧伤的患者。

6.求知需要　患者患病住院后,会对自身疾病的相关知识较为渴求,急切地需要知识的普及,也会产生其他很多的问题,需要专业人士的解答。护士应站在患者的角度,给予耐心的解释、积极的健康宣教。

7.审美需要　患者住院后,对环境、自我形象的要求和标准并没有降低,有些患者对病室的内部装饰、患者服装等提出较高的要求,护士应该耐心地倾听患者的需要,并在病房制度允许的条件下,尽量满足患者的个性化审美需要。

8.自我实现需要　自我实现是个体最高层次的需要。疾病影响患者的机体功能,尤其是当机体有重要功能丧失,如出现偏瘫、截肢、失语、失明等情况时,更容易影响患者自我价值的实现。由于自我实现需要的内容和满足方式因人而异,护士应鼓励患者表达自己的感受,教给患者适当的技巧以发展其潜能,鼓励患者根据具体情况,重新树立人生目标。并通过积极康复和加强学习,努力在疾病中获得新的成长,为自我实现创造有利条件。

护士在评估患者的各种基本需要后,可按照人的基本需要层次排列护理问题的优先次序。一般来说,维持生存的需要是最基本的,必须优先予以满足。护士应把患者看作是整体的人,在满足低层次需要的同时,应考虑较高层次的需要,各层次需要之间相互联系、相互影响,不能将其孤立地看待。如在为患者导尿时,除了满足患者排泄的需要,还应注意通过遮挡,保护患者的隐私,以满足患者尊重的需要。同时,由于患者的社会文化背景、个性心理特征不同,各层次需要的优先次序可能会有所不同,对于较高层次需要的满足方式也可能存在差异。因此,护士在满足患者基本需要时,应充分考虑到个体差异性。

(二)满足患者基本需要的方式

1.直接满足患者的需要　对完全不能自行满足基本需要的患者,护士应当及时采取各种有效措施满足患者的生理和心理需要。如昏迷患者、瘫痪患者、新生儿等,护士应该提供全面的护理。

2.协助满足患者的需要　对能自行满足部分基本需要的患者,护士应该鼓励并指导患者尽量自

行满足需要,在能力有所欠缺时提供必要的帮助与支持,并协助患者满足其不能自理的部分。

3.间接满足患者的需要 对有自理能力,但缺乏健康相关知识技能的患者,护士应该通过健康教育、科普讲座、健康咨询等形式提供相关的知识,间接满足患者的需要。

第三节 压力与适应理论

一、压力概述

(一)压力的概念

压力(stress)一词来自拉丁文"stringere",原意为紧紧地捆扎或用力地提取。压力的概念最初应用于物理领域,1936年,加拿大科学家汉斯·塞里首次将"压力"运用于医学研究领域。20世纪50—60年代,以理查德·拉扎勒斯等为代表的心理学家进一步发展了压力概念,随后更多学科从不同的角度对压力进行了探讨,并提出了不同的观点和学说。目前普遍认为压力是个体对作用于自身的内、外环境刺激做出认知评价后,引起的一系列生理及心理紧张性反应的过程。比如,患者因患病而住院,无论是医院的环境的陌生,还是疾病本身,以及住院对工作生活的影响,都对患者构成压力,使其感到精神紧张。

☞考点提示:压力的概念。

(二)压力的作用

压力对于个体来说具有积极和消极的双重作用。压力是一切生命生存与发展所必需的,适度的压力对人具有一定的积极作用。具体表现为:①适度的压力是维持正常身心功能的必要条件。②适度的压力有利于提高人体的适应能力,若个体经常面对适度的压力,其适应能力不仅能被激发,还会在应对压力的过程中不断巩固与提升。③适度的压力可以提高机体的警觉水平,促使人们做好应对各种挑战的准备,以更高的热情和积极的态度努力完善自我。

但是,突然而强烈的压力或持久的慢性压力既可以降低机体对致病因素的抵抗力,也可以损害人的社会功能,甚至导致躯体或心理疾病。具体表现为:①当个体无法应对突然而强烈的刺激时,会产生一过性生理紊乱或心理障碍,从而影响人的社会功能。②突然而强烈的压力会造成个体的唤醒不足,使身心功能突然发生障碍。例如,突发的自然灾害、交通意外造成身体残疾或亲人离世,强烈的精神创伤可使个体产生抑郁、愤怒、绝望等消极情绪和多种躯体症状,个体可能因不恰当的应对方式而出现攻击性行为、自杀等。

(三)压力源

压力源(stressor)指引起压力的来源,又称为应激源或紧张源,指任何能使个体产生压力反应的刺激。即任何对个体内环境的平衡造成威胁的因素都称为压力源,压力源可引起个体的生理和心理反应,但是不同压力源引起的反应可能不同。压力源对机体影响的大小取决于同一时期内压力源的数量、强度、持续时间、个体感知和应对等。压力源存在于生活中的各个方面,既可以来自个体内部,也可以来自于个体外部,既可以是躯体的,也可以是心理的、社会的。常见的压力源有以下几类。

1.躯体性 指直接作用于躯体而产生压力作用的各种刺激物,包括理化因素、生物因素和疾病因素,如高温、放射线、酸、碱、噪声、手术、饥饿、口渴、微生物等。此外,躯体本身某些生理变化过程如月经、衰老及生物节律的变化也属于此类。

2.心理性 主要指来自大脑中的紧张信息而产生的各种心理挫折和心理冲突。这些心理压力源会从不同程度使人产生心理压力。心理挫折是指个体在从事有目的的活动过程中遇到障碍和干扰,致使个人动机不能实现、需要不能满足时的情绪状态。如高考填报志愿时,自己的想法与父母意见不统一。心理冲突是指在一个人的心里有两种或两种以上不同方向的动机、欲望、目标和反应同时出现,由于无法同时满足而引起的紧张情绪。如大学生毕业时既想工作又想升学等。

3.社会性 指各种社会现象及人际关系而产生的刺激,大致可分为灾难、重大生活变故和日常冲突3种类型。灾难包括战争、动乱和自然灾害等;重大生活变故包括亲人离世、失业、结婚或离婚等;日常冲突包括人际关系紧张、家庭矛盾等。社会性压力源范围极广,是人类生活中最为普遍的一类压力源。

4.文化性 指个体从熟悉的文化环境到陌生的文化环境后,由于语言、风俗习惯、信仰、社会价值观念等方面的改变而引起的冲突和挑战。

需要注意的是,由于压力源种类繁多,且许多压力源之间还存在交叉关系,因此较难进行严格分类。上述内容仅对压力源性质进行了分类,便于护士识别患者的压力源,并进行针对性护理。此外,压力源能否对个体造成压力是多因素综合作用的结果,如当时所处的情景、压力源的性质与数量、个体本身的感受、采用的应对方式以及拥有的支持系统等因素。

(四)压力反应

压力反应指压力源作用于个体时,个体所产生的一系列身心反应。压力反应主要体现在以下4个方面。

1.生理反应 应激状态下个体主要系统和器官产生的反应。机体处于应激状态下通过中枢神经系统、内分泌系统以及免疫系统的调节产生一系列生理反应。具体表现为心率加快、血压升高、呼吸加快、血糖升高、胃肠蠕动减慢、肌张力增强、免疫力降低、伤口愈合速度减慢等。

2.情绪反应 情绪是人类的一种内心体验,具有被动性、多样性和个体性,表现千差万别,压力作用下常见的情绪反应有否认、焦虑、抑郁、依赖、自卑、敌意、孤独、恐惧、愤怒等。

3.认知反应 压力带来的认知反应有积极和消极两种。积极的认知反应指的是面对压力能积极应对,可使人注意力集中,判断能力以及解决问题的能力均有所提高。反之,消极的认知反应指的是消极地应对压力,情绪过于激动或者抑郁,使其认知能力下降,对事件的评价和应对无效,具体表现为感知混乱(感觉和知觉迟钝或者错误,对不重要的事物感知敏感)、判断失误(注意力不集中,解决问题的能力下降)、思维迟钝(处理问题无秩序,逻辑思维和抽象思维能力下降)、非现实性想象(想象与现实脱节,或出现扭曲事实的反应)、行为失控(容易冲动,失去对行为的控制能力)、自我评价丧失(出现身体心像及自我概念偏差,有时出现病态的自负或者自信)。

4.行为反应 在压力的作用下,个体不仅会产生一些情绪反应,同时也会出现行为的改变。常见的行为反应有敌对与攻击、逃避与回避、饮食习惯改变、采取拖延政策、增加饮用刺激饮品、重复无目的的行为(如吸烟、啃指甲)、滥用药物,甚至产生自杀行为。

(五)对压力的防卫

压力对机体造成的影响主要取决于个体对压力的感知以及个体应对压力的能力和条件,为了减轻压力对于个体造成的影响,常常采用以下防卫措施来应对各种压力。

1.第一线防卫——生理、心理防卫

(1)生理防卫:指遗传因素、身体素质、营养状况、免疫功能等。如完整的皮肤和免疫系统可以抵抗病原微生物的侵袭,而营养不良容易出现各种感染。

(2)心理防卫:指个体心理上对压力作出适当反应的能力,心理防卫与个体应对压力的既往经验、智力水平、受教育程度、生活方式、社会支持系统、经济状况、性格特征等有关。逆境对于坚强的人来说是一种挑战;但是对于一个性格懦弱的人,往往就会使其出现生理和心理问题。

2.第二线防卫——自力救助 当个体需要面对的压力较强大而第一防线又较弱时,机体时会出现一些身心应激反应。此时,需要个体进行自力救助以恢复平衡状态,避免或减少疾病的发生。生活中人们通常采用以下几种方法进行自我救助减轻压力。

(1)正确对待问题:面对压力,首先要正视问题的存在,识别压力的来源,看到其带来的积极作用。心理学家研究表明,积极应对法能减少压力所带来的不良影响。然后对压力进行评估,针对压力的来源、强弱、持续的时间,对自我能力进行评估,制订解决问题的具体办法。

(2)正确对待情感:人们遭受压力刺激时,往往表现出愤怒、焦虑、悲伤、沮丧等情绪。对付这些不良情绪的方法是承认正在经历的情感,分析这些情感是怎样产生的,应用曾成功用过的应对方式,采用恰当的方式处理好自己的情绪,如散步、听音乐、适当的体育运动、与朋友交谈等。

(3)寻求和利用可支持系统的帮助:支持系统是指那些能给予自己物质上、精神上帮助的人组成的系统,包括家人、朋友、同事以及曾经有相似经历并成功应对的人。支持系统的帮助可缓解压力带来的不良影响,帮助个体顺利度过困境。

(4)减少压力的生理影响:压力是无法避免的,只有提高适应能力,才能减轻压力反应。而良好的身体素质是减轻压力反应的基础。因此,提高保健意识,维护和促进健康是加强第二线防卫的有效措施。其主要方法有改变不良的生活方式和生活习惯、合理饮食、坚持锻炼、戒烟戒酒、常做深呼吸、听音乐、散步等。

3. 第三线防卫——专业辅助　当个体遇到强度过大的压力,通过以上方法不能减轻压力造成的不良影响时,容易罹患身心疾病。此时,必须寻求心理医生、专业咨询师等专业人员的帮助。由医务人员提供具有针对性的治疗和护理,如心理治疗、物理治疗和药物治疗等,以提高个体应对压力的能力,促进个体身心健康水平,以利疾病的康复。

☞**考点提示**:对压力的防卫。

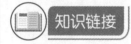

如何应对大学生活中的压力

有研究表明,大学生最大的压力源是与学习直接相关的因素,如考试成绩、学习负担等;其次是与社会相关的因素,如经济问题、交友问题、就业问题等,若不能正确应对压力,将会直接影响大学生的身心健康。以下是一些有助于降低大学生活中压力的方法。

(1)事先做好计划:千万不要延迟,在最后期限之前做好所有的事。

(2)确定先后顺序:将必须完成的每一件事情列表,然后标出最优先的事务,也就是那些必须先做(迫在眉睫的)或者那些要耗费很多时间的事。集中精力在高度优先的任务上,完成这件事情后就将其从表中划去,并调整顺序以便最重要的任务被标出。

(3)锻炼:参加任何喜欢的活动/运动。

二、适应概述

(一)概念

适应(adaptation)一词源于拉丁文"adaptare",适应是生物体以各种方式调整自己去适合环境的一种生存能力及过程,是应对行为的最终目标,是所有生物得以在环境中生存和发展的必要条件。因此,适应被称为是生命最卓越的特性。人类就是在不断地遭遇各种压力,又不断地进行着主动的、自我调节的、全身心的适应过程,从而维持身心平衡、促进自身发展。

(二)对压力的适应

人类作为复杂的社会生物体,其对压力的适应包括生理适应、心理适应、社会文化适应和技术适应4个层次。

1.生理适应 指个体通过调整机体的生理功能以适应外界环境变化,包括代偿性适应和感觉适应。如跑步的最初会感觉心跳加速、呼吸急促,但若坚持下去,心肺功能逐渐增强,其不适症状就会消失。又如从平原到高原的人,会感到胸闷、气促,活动无耐力,但随着在高原居住时间的延长,症状就会逐渐减轻和消失,这是机体的红细胞进行代偿性适应的结果。另外,感觉灵敏度的降低是感觉适应的一种表现,是由于某种固定刺激持续作用人体的结果。所谓"入芝兰之室久而不闻其香"就是感觉适应。

2.心理适应 心理适应是个体在经历心理应激时,通过调整自己的态度、情绪和认知来应对压力以恢复心理平衡的过程。一般可运用心理防卫机制和学习新的行为方式来应对压力。常见的心理防卫机制有否定、投射、退化、幻想、反向形成、转移、合理化、压抑、认同、压制、补偿、升华、幽默、选择性忽视等类型。心理适应都是有目的的,人们为了保护自己得以生存,一般会选择自己认为是最好的方式来进行适应。但是每个人的应对行为不一定是恰当和健康的。因此,每个人在应对压力时,必须要学习和选择新的、健康的行为,才能成功地应对压力,从而恢复和保持内心的平衡。

3.社会文化适应 社会适应指个体调整自己的行为以适应社会道德、规范、信念、法律等要求。所谓家有家规,国有国法,就是要求每个人都要约束自己的行为,使之符合社会道德规范的要求。文化适应指个体调整自己的行为,使之符合某一特殊文化环境、传统习俗和礼仪规范的要求。

社会文化适应有积极和消极两种情况。积极的适应指的是个体保持与社会环境的接触和对社会环境的兴趣,维持良好的人际关系,积极寻求社会支持系统,适当地改变自己原有的价值观,以提高自己的社会文化适应能力。消极的适应指的是个体与社会脱离,丧失对人和事物的兴趣,人际关系紧张或者淡漠,不能承担相应的社会责任,不能正常地工作和生活,不能随着环境的改变而改变自己,降低了自己的社会文化适应能力。

4.技术适应 指人们在适应的过程中通过不断地进行技术革新和创造,控制自然环境中的许多压力源,如水污染的治理、干旱时的人工降雨、计算机系统在临床上的应用等。人类一直梦想着通过技术革新,来控制周围环境中的压力源,使人类更好地适应生存环境。但科学技术也带来了很多新的压力源,如汽车越来越普及,给人们的出行带来了便利,但也带来了空气污染、噪声污染、交通堵塞等新的压力源。

👉**考点提示:** 对压力的适应。

三、压力与适应理论在护理实践中的应用

(一)汉斯·塞里的压力与适应理论

加拿大著名的内分泌生理学家汉斯·塞里首先将压力的概念用于生物医学领域。他经研究发现,个体在应对压力源时生理方面会出现许多反应,且面对不同的刺激,个体呈现出相同的生理反应,他称这种现象为不同刺激情况下的非特异性反应。塞里根据自己的研究提出了著名的"压力与适应学说",并于1950年出版了第一本专著《压力》。鉴于压力与适应学说的重要影响,塞里被称为"压力理论之父"。

1.学说的基本概念

(1)压力源:是指引起全身系统反应的各种刺激。

(2)压力反应:是指机体在受到各种内、外环境因素刺激时所出现的紧张性、非特异性的反应。这种反应包括全身适应综合征及局部适应综合征。

2.学说的主要内容

(1)全身适应综合征(general adaptation syndrome, GAS):是个体对压力源的全身性、紧张性、非特

异性反应。塞里认为,个体面对压力源刺激所产生的全身性、非特异性反应涉及身体的各个系统,以神经和内分泌系统为主,下丘脑、垂体及肾上腺在压力反应中起重要作用。个体为了适应压力会出现一系列的生理反应,并按照一定的阶段进行,分为以下三个时期。

1)警戒期:当个体觉察到威胁,激活交感神经系统而引起搏斗或逃跑的警戒反应。在压力源出现后很短的时间内,机体会产生一系列自我调节反应,如肾上腺素分泌增加、血压升高、血糖升高、白细胞数量增加,全身的血液集中供应心、脑、肺和骨骼肌系统等,这些反应持续时间可以从几分钟到数小时,其目的是唤起体内防御功能以维护内稳态。如果此阶段防御有效,则机体恢复正常生理活动。多数急性压力源都会在此阶段得到解决,使机体恢复内稳态。如果个体持续地暴露于有害刺激之下,在产生警戒反应之后,机体就会转入第二阶段。

2)抵抗期:此期以副交感神经兴奋及机体对压力源的适应为特征,机体通过增加合成代谢以满足压力反应所需要的能量,出现血糖和血压持续增加、肌肉更加紧绷且难以缓解等生理反应。如果个体不能有效控制外界刺激,则个体需要动员全身力量去对抗持续存在压力源,个体与压力源即处于抗衡阶段。如果压力源强度过大,人体的抵抗能力无法克服,则会进入第三阶段。

3)耗竭期:当压力源强度较大、持续时间较长或出现了新压力源时,个体进一步消耗能量,并动用更多资源去适应压力源。在此过程中,个体的抵抗力逐渐达到极限,机体将出现各种身心疾病或严重的功能障碍。

(2)局部适应综合征(local adaptation syndrome,LAS):在研究后期,塞里提出机体在出现全身反应的同时,也会出现某一器官或区域内的反应。

塞里的"压力与适应学说"对人类健康与疾病关系研究有重大贡献,但是由于当时的生物医学模式的局限性,该理论侧重于压力状态下人的生理反应,忽视了人的心理、社会等其他反应。

(二)压力与适应理论在护理中的应用

1.患者面临的压力及护理

(1)住院患者的压力源概括为以下6种。

1)环境陌生:患者在住院期间对周围环境不熟悉,对作息制度不适应,不认识自己的主治医生和责任护士、不习惯医院的饮食、对医院的医疗技术不了解等,都会导致患者产生焦虑、紧张等心理反应。

2)对疾病的恐惧:突如其来的患病,对疾病的不了解和担心,病房内各种监护设备、治疗设备等,都给患者带来了很大的精神压力,引起恐惧心理,使患者感受到疾病对自己的身体和今后的生活等都可能产生很大的影响。

3)缺少信息:对疾病的诊断、治疗和护理措施不了解,对于医务人员的解释沟通不理解或出现沟通障碍,疑问得不到答复等,就会产生各种各样的猜测而增加心理压力。

4)丧失自尊:患者丧失自理能力,进食、如厕等需要他人的照顾,或由于身体虚弱或移动障碍而长期卧床、行为能力受限、不能按自己的意志行事,均会使患者感到丧失自尊。

5)不被重视:患者住院期间需要暂时离开配偶、子女、朋友、同事等,这时如果医务人员没有及时主动地关心患者,解答患者的疑问,患者家人、朋友也没有及时探视,患者就会感到自己不被重视,得不到关心,产生孤独感。

6)经济问题:对于家庭经济困难的患者来说,担心住院费用过高也是患者的一个压力源。

(2)协助患者应对压力、减轻压力的方法具体如下。

1)患者压力的评估:主要评估患者的健康状况,包括患者患病前一年内的压力水平、自主神经功能状态、精神心理状态、人格类型及自我认知、心理社会问题;评估患者主要的压力源,包括压力源的性质、程度、持续时间、影响范围,是急性突发还是慢性持续,以及患者对压力源的感知;评估患者的应对水平及资源。

2)帮助患者减轻压力的方法:①创造舒适安全的治疗环境。安静、整洁、舒适的环境会使人心情愉快,有利于疾病康复。病区环境包括物理环境及人文环境。物理环境包括病房的布局、颜色、装饰、温度、湿度及空气流动情况等;人文环境包括医院各项规章制度、病友关系、医患关系及护患关系等。护士应尽量为患者创造舒适优美的物理环境和轻松愉快的人文环境,以减少患者因环境问题而产生的心理压力。②解决患者实际问题,满足患者的各种需要。基本需要的满足有助于保持个体的完整性并促进身心健康。疾病影响患者基本需要的满足,而使患者容易出现紧张、焦虑、抑郁、恐惧等消极情绪。因此,护士在护理活动中应注意评估患者需要的满足情况,帮助患者满足其自身无法满足的需要,从而为患者减轻心理压力,消除不良情绪,使其更好地接受治疗及护理。③提供有关疾病的信息。护士及时向患者提供有关疾病诊断、治疗、护理、预后等方面的知识,使患者从多方面了解自身疾病,这样不仅可以减少患者由于缺乏疾病知识而产生的想象性恐惧或焦虑,还可以增加患者的自我控制感及心理安全感,从而促使患者更好地发挥主观能动性。④提高患者的自理能力。自理是心理健康的一个重要标志,也是减轻心理压力的重要内容之一。患病后,由于疾病的影响,患者的自理能力降低,使患者感到悲观沮丧,护士应该向患者解释自理的重要性,使患者尽可能地参与自己的治疗与护理当中,达到最大限度的自理,以恢复和提高患者的自尊心和价值感,增强患者战胜疾病的信心。⑤协助患者适应其角色。护士应该主动关心、爱护患者,了解不同生活背景、不同病情的患者的感受,帮助其尽快适应患者角色。鼓励患者表达内心的真实感受,对角色适应不良的患者及时进行适当的心理疏导,减轻其对疾病本身的担忧和恐惧。当患者进入恢复期,注意锻炼其自理能力,避免发生角色强化。⑥调动社会支持系统。社会支持系统是患者在患病情况下最好的社会资源,护士应该帮助患者充分利用这一资源,与家属取得合作,鼓励家属参与患者的治疗及护理过程,减轻患者的孤独感和被隔离感,减轻压力,促进康复。

☞**考点提示:**住院患者常见的压力源及减轻压力的方法。

2.护士的工作压力及应对

(1)护士工作的压力源:护理工作的性质及特点决定了护士工作的压力源具有多样性,概括为以下几方面。

1)复杂的工作环境:医院既是一个社会学、技术学、生物学和心理学的复杂体系,又是一个充满焦虑、变化和沟通障碍的场所。不仅如此,还存在许多不良刺激,如细菌和病毒等致病因子、核放射的威胁、拥挤的工作空间以及令人不愉快的气味等。

2)紧急的工作性质:临床上患者病情变化多端,不确定因素较多,护士常常要面对各种重症抢救及重症监护,需要随时观察患者的病情,并迅速作出反应,同时还要及时满足患者的各种需要。

3)繁重的工作负担:由于护理人员短缺,护士的工作超负荷几乎是常态。加之护理工作的三班倒,尤其是夜班扰乱护士正常的生理节律,对其生理及心理、家庭和社交等都产生不利的影响。

4)高风险的工作性质:担心出差错事故是护士的主要工作压力源之一。加之患者维权意识的提高、新医疗技术的发展、环境中职业损伤因素的增多、职业防护的不完善,都说明护理工作是一个职业风险极高的工作。

5)人际关系复杂:护士需要面对复杂的人际关系,如护患关系、医护关系、护护关系、护士与行政后勤、患者家属之间的关系,处理好这些关系是护士顺利开展护理工作的前提,这也增加了护士的心理压力。

(2)缓解护士工作压力的对策具体如下。

1)卫生部门的主管领导:应充分意识到护士的工作压力,适当采取一些措施减轻护士的工作压力,如鼓励护士参政议政,参与制定与护理有关的政策及规定;根据医院及科室的性质科学合理地配置护士人力资源;适当放宽护士的职称晋升条件;通过各种形式的社会舆论,宣传和树立护理队伍中的先进典型,推动全社会尊重护士、爱护护士,提高护士的社会地位。

2)医院的主管领导:医院主管领导的支持与关心对减轻护士工作压力具有十分重要的作用,主要体现在加强医院对护理工作的支持与管理、改善护理仪器设备、加强护士新知识和新技术培训、提供更多继续深造的机会、加大对护理科研的投入力度。同时尽可能避免护士从事非护理工作,注重护士与其他医疗工作者的沟通,减少因人际关系紧张造成的人力耗损。

3)护理管理者:护理管理者的科学管理可以有效减轻护士工作压力,护理管理者在现有的人力资源条件下,应该合理分配护理工作;采用弹性排班以提高工作效率,减少人力的浪费;实施分级管理,实现不同层级护士的作用最大化和科学评价考核;加强新护士岗前培训及业务学习,以更好地胜任护理工作;多开展集体文化活动,在轻松活泼的氛围中促进良好的人际关系和提升职业幸福感;必要时设立护士心理咨询,使护士身心健康的管理系统化、职业化。

4)护士自身:有效应对工作压力、预防疲溃是每一位护士都应该具备的素质。身为护士应该适时进行自我压力评估,提前做好缓解压力的计划;正确认识和对待压力;挖掘护理工作的积极面并不断提高自身的应对能力;及时进行反思性学习,总结有效的压力应对技巧;保持健康的生活方式,如适当的运动、均衡的饮食、充分的睡眠、及时宣泄不良情绪等。护士应经常提出并回答这样的问题"我关照好自己,才能更好地照顾好患者"。只有这样,才能确保自己为患者提供高质量的护理服务。

☞ **考点提示**:护士面对的压力源及缓解压力的对策。

第四节　成长与发展理论

一、成长与发展的概念

(一)成长

成长(growth)指由于细胞增殖而产生的生理方面的改变,表现为各器官、系统的体积和形态的改变,是量的变化,可用量化的指标来测量,如身高、体重、头围、胸围、牙齿结构的变化等。

(二)发展

发展(development)泛指事物的增长、变化和进步,人的发展指个体在整个生命周期中随年龄增长以及与环境互动而产生的持续、多样、复杂的生理、心理和社会方面的变化过程。发展在人的一生中是持续进行的,既是量变也是质变的过程,主要包括生理发展、认知发展、心理社会发展3个方面。

☞ **考点提示**:生长与发展的概念。

二、弗洛伊德的性心理发展理论

性心理发展理论(theory of psychological development)是由奥地利著名的精神病学家西格蒙德·弗洛伊德创立,弗洛伊德被称为"现代心理学之父",他通过精神分析法观察人的行为,创建了性心理发展理论。

(一)意识层次

弗洛伊德把人的心理活动分为意识、前意识和潜意识三个层次。意识指个体直接感知的或者与语言有关的、人们当前能够注意到的那部分心理活动。前意识是指个体当前未能感知到的那部分心理活动,但通过自己集中注意力或经过他人的提醒又能被带到意识区域的心理活动。潜意识,又称为无意识,指个体无法感知到的心理活动,通常不被外部现实和道德理智所接受的各种本能冲动、需求和欲望,被认为是心理活动的原动力。

（二）人格结构理论

人格由本我、自我、超我三部分构成。①本我是人格中最原始、与生俱来的部分,由先天的本能和原始的欲望组成,本我遵循快乐原则,关注基本需要满足和压力缓解。②自我是人格中最现实、理性的部分,遵循现实原则,用社会所允许的行为满足本我的需求,从而使个体行为适应社会和环境。③超我属良知和道德范畴,是与环境互动、由道德规范内化发展而来的,遵循完美的原则。

（三）人格发展理论

人格发展理论主要从性心理发展的角度论述人格发展,将人格发展分为5个阶段,见表4-1。

表4-1　弗洛伊德的人格发展5个阶段

阶段	原欲	特征	发展顺利	发展障碍
口欲期（0~1岁）	口腔	口部活动成为快感的来源	喂养及时、方法得当有利于情绪和人格的发展	自我为中心、过度依赖、悲观、猜疑等人格;吮手指、咬指甲、吸烟、酗酒等行为
肛欲期（1~3岁）	肛门区	通过排泄带来快感和对排泄的控制获得满足感	对小儿进行大小便训练,养成清洁、有序的习惯,学会控制自己	洁癖、吝啬、固执、冷酷,或自以为是、暴躁等人格特征
性蕾期（3~6岁）	尚未发育的生殖器	察觉性别差异,恋慕异性父母	对异性父母的认识有助建立性别认同,形成良好的道德观和两性关系	性别认同困难或由此产生其他的道德问题
潜伏期（6岁至青春期）	冲动潜伏	精力集中于智力及体育活动,愉悦来自外界环境的体验	鼓励追求新知识,认真学习,获得人际交往经验,促进自我发展	强迫性人格
生殖期（青春期以后）	生殖器	对同龄异性感兴趣	性心理发展趋向成熟,建立自己的两性关系及生活	病态人格,难以建立两性关系

三、艾瑞克森的心理社会发展理论

美国心理学家埃里克·艾瑞克森是美国哈佛大学的精神分析医生,他根据自己的人生经历及多年从事心理治疗的经验,将弗洛伊德的性心理发展理论扩展至社会方面,提出了解释整个生命历程的心理社会发展理论(theory of psychosocial development)。艾瑞克森认为人的发展包括生物、心理及社会3个方面的变化过程。生命的历程就是不断达到社会心理平衡的过程。他将人格的发育分为8个阶段,所有人都要经历这些阶段,每个阶段都有一个主要的发展危机需要面对,即人生每一个时期都有其特定的困难,困难解决,危机化解,危机变为转机,人格发展顺利,见表4-2。

表4-2 艾瑞克森的心理社会发展的8个阶段

阶段	发展危机	发展任务	发展顺利	发展障碍
婴儿期 (0~1岁)	信任—不信任	通过生理需要的满足,发展信任感,克服不信任感	建立基本的信任感,并发展出对外在环境的信任,形成有希望的品质	不信任感,与人交往时出现焦虑、退缩及疏远,有极强的不安全感
幼儿期 (1~3岁)	自主—羞怯	学会最低限度的自我照顾和自我控制,获得自主性	产生自信和自主性,形成有意志的品质	形成羞愧和疑虑、缺乏自信、过度自我限制或顺从
学龄前期 (3~6岁)	主动—内疚	获得主动性,克服内疚感	有助于儿童发展主动进取和创造力,形成有目标的品质	缺乏自信、悲观、退缩、害怕做错以及无自我价值感
学龄前 (6~12岁)	勤奋—自卑	获得勤奋感,克服自卑感	学会与他人竞争、合作、守规则,形成有能力的品质以及勤奋进取的性格	自卑、缺乏自信等人格特征
青春期 (12~18岁)	自我认同—角色混乱	建立自我认同感、防止混乱感	能接受自我,有明确的生活目标,为目标而努力,形成忠诚的品质	角色混乱,迷失生活目标,甚至出现堕落及反社会行为
青年期 (18~25岁)	亲密—孤独	发展与他人的亲密关系,承担责任和义务,建立友谊、爱情和婚姻关系	有美满的感情生活,建立相互信任、相互理解的友谊和爱情关系,形成有爱的品质	缺乏密友,产生孤独感
成年期 (25~65岁)	繁殖—停滞	养育下一代,获得成就感	用心培养下一代,热爱家庭,有创造性地努力工作,形成关心他人的品质	过度关心自己、自我放松和缺乏责任感
老年期 (65岁以上)	自我完善—悲观失望	建立完善感	乐观、满足和心平气和地安享晚年,形成有智慧的品质	悔恨、失落、悲观,甚至绝望

四、皮亚杰的认知发展理论

瑞士心理学吉恩·皮亚杰是当代著名的发展心理学家、认知学派创始人,他通过长期对儿童行为的详细观察提出了认知发展理论(theory of cognitive development),他认为儿童的认知发展是通过与环境互动逐渐将简单的概念集合成复杂概念来完成的。他将儿童的心理或思维发展分为4个主要阶段,见表4-3。

表4-3 皮亚杰的认知发展4个阶段

阶段	特征
感觉运动期 (0~2岁)	能区分自我及周围环境,将事物具体化,对空间有一定的概念,具有简单的思维能力,知道动作和结果之间的联系,开始协调感觉、知觉及动作间的活动,形成物体永恒概念
前运算期 (2~7岁)	此阶段儿童越来越善于构建并应用心理符号对他们接触到的物品、情境和事件进行思考,思维具有象征性和直觉性;此期儿童思维以自我为中心,不能将自我与外部很好的区别,总是站在自己的角度去认识和及适应外部世界;对成人制定的规则采取服从的态度

续表

阶段	特征
具体运算期（7~11岁）	能进行心理运算,开始具有逻辑思维能力,但不具备抽象思维能力;脱离了自我为中心的思维方式,开始考虑问题的多方面;与人相处时,能考虑他人的感受;具备时间、空间概念;发展了守恒概念;能按物体的特性进行分类
形式运算期（11岁以后）	个体的思维能力已发展到了成熟阶段;开始思考真理、公正、道德等抽象问题;在解决问题时预先制订计划,运用科学的论据思考不同的解决方法,并推断预期结果

五、成长与发展理论在护理实践中的应用

（一）弗洛伊德的性心理发展理论在护理中的应用

该理论有助于护士认识到潜意识对情绪和行为的支配作用,正确理解和评估不同发展阶段个体的发展特点和潜在的心理需求,通过提供健康教育和相应的护理措施促进患者健康人格的发展。具体包括:①口欲期,满足婴幼儿口部的欲望,提供恰当的喂养和爱抚。②肛欲期,进行恰当的大小便训练,培养其自控能力,并适当鼓励和表扬。③性蕾期,鼓励对性别的认同,解决恋母或恋父情结的冲突。④潜伏期,为住院儿童提供各种活动的机会。⑤生殖期,提供青少年为自己做决定的机会,引导与异性的有利交往,建立良好的两性关系和正确的道德观。

（二）艾瑞克森的心理社会发展理论在护理中的应用

心理社会发展理论重视环境、社会文化因素对个体发展的影响,有助于护士了解生命全过程的心理社会发展规律,识别不同阶段所面临的发展危机及发展的结果,更好地理解不同年龄阶段的人格和行为特点,从而采取不同的护理方式。具体包括:①婴儿期,满足各种需求,提供安全感和爱抚,如经常抱起和抚摸婴儿,在治疗和护理中有父母或亲人陪同,住院环境富有儿童趣味,减少陌生物品出现。②幼儿期,鼓励儿童自理和自己做决定,并予以恰当的赞赏。③学龄前期,鼓励和表扬儿童有益的主动行为,重视游戏的重要性,为住院病儿提供游戏的机会,接受儿童的合理要求,耐心倾听,耐心解答。④学龄期,帮助患儿在住院期间继续完成学习任务,将业余爱好带到医院,并尽快适应医院的限制性环境,鼓励做力所能及的活动。⑤青春期,帮助维持良好的形象,尊重隐私,鼓励其与同龄病友的交流、娱乐,鼓励表达自己的想法。⑥青年期,帮助保持与亲友的联系,提供与爱人相处的机会,避免孤独感,护士还可以帮助患者设定较为现实的生活目标。⑦成年期,充分调动社会支持系统,共同关心支持患者,协助尽快适应角色,避免角色冲突,对个人的成绩予以肯定。⑧老年期,耐心倾听对往事的回顾,给予肯定,鼓励与人交往,参加活动,避免发生意外。

（三）皮亚杰的认知发展理论在护理中的应用

皮亚杰的认知发展理论有助于护士了解不同发展阶段儿童的思维和行为特点,采取他们能够接受的语言和沟通方式,使他们自觉配合以及参与各项护理活动;制订有针对性的、适合儿童认知水平的健康教育;提供相应发展阶段的有益刺激;预防因不良环境造成的智力发展障碍。

1. 感觉运动期　提供各种感觉和运动性刺激促进婴儿智力发展,如通过抚摸增加触觉刺激,变换房间的色调增加视觉刺激,提供各种玩具和简单的游戏,但需要注意防止损伤和意外。

2. 前运算期　理解幼儿以自我为中心的思维特点,尽量从幼儿的角度和需求出发进行护理活动;通过游戏、玩具等方式与幼儿沟通;通过制定适当的规则使其配合治疗和护理。

3. 具体运算期　与患儿沟通时,可采用图片、模型及简短的文字解释有关治疗和护理的过程,并提供适当的机会让儿童进行选择。

4.形式运算期 护理青少年时,对治疗和护理过程做好详尽的解释,并鼓励青少年自行做出合理的选择;尊重隐私,对其一些天真的想法不要否定和嘲笑。

（肖　乐）

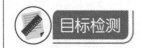

目标检测

参考答案

【A1 型题】

1.按照马斯洛人类基本需要层次理论,以下属于基本需要的是(　　)。
　　A.个人发展需要　　　　　　　　B.爱与归属需要　　　　　　　C.自我实现需要
　　D.求知需要　　　　　　　　　　E.审美需要

2.需要的基本特征不包括(　　)。
　　A.动力性　　　　　　　　　　　B.无限性　　　　　　　　　　C.整体性
　　D.历史性　　　　　　　　　　　E.绝对性

3.组成护理程序框架的理论是(　　)。
　　A.人的基本需要理论　　　　　　B.系统论　　　　　　　　　　C.方法论
　　D.信息交流论　　　　　　　　　E.解决问题论

【A2 型题】

4.陈某,40 岁,是一家企业的中层管理干部,最近因为工作提案屡遭上层的否定而想换工作,试分析陈某目前主要的需要是(　　)。
　　A.爱与归属的需要　　　　　　　B.安全需要　　　　　　　　　C.刺激需要
　　D.自我实现需要　　　　　　　　E.求知需要

【A3 型题】

(5~7 题共用题干)

患者,男,40 岁,因鼻咽癌放疗后出现口腔溃疡。

5."口腔溃疡"对于患者来说属于(　　)压力。
　　A.躯体性　　　　　　　　　　　B.心理性　　　　　　　　　　C.社会性
　　D.文化性　　　　　　　　　　　E.精神性

6.帮助该患者应对压力的最主要方法是(　　)。
　　A.提供舒适的环境　　　　　　　B.加强口腔溃疡的护理　　　　C.全面提供生活护理
　　D.进行呼吸放松训练　　　　　　E.组织病友联谊会

7.在为该患者实施口腔护理时,因未清晰向患者解释而导致患者紧张的压力源属于(　　)。
　　A.疾病严重程度　　　　　　　　B.住院环境陌生　　　　　　　C.缺乏相关信息
　　D.失去部分自由　　　　　　　　E.与家人分离

【A4 型题】

(8~10 题共用题干)

患儿贝贝,女,8 个月,上午 10 时许因"先天性心脏病"收入院拟手术治疗,患儿入院后哭闹明显,其母哺乳后患儿安静入睡。

8.根据弗洛伊德的性心理发展理论,这体现了人格结构的(　　)特征。
　　A.本我　　　　　　　　　　　　B.自我　　　　　　　　　　　C.超我
　　D.自我理想　　　　　　　　　　E.自我意识

9.后面患儿睡醒后精神状态比较好,在其母的陪伴下患儿开始在病床上玩小玩具,但抓到什么就往嘴里塞,这体现了(　　)发展特征。

A. 口欲期   B. 肛欲期   C. 性蕾期

D. 潜伏期   E. 生殖期

10. 护士在护理患儿时,以下方法不正确的是(　　)。

A. 尽量满足患儿的需要   B. 可采用游戏与患儿沟通   C. 住院环境尽可能富有儿童趣味

D. 经常抱起和抚摸患儿   E. 指导父母参与患儿的护理

第五章　护理理论及模式

课件　　思维导图

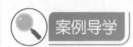

素质目标:具备严谨认真的工作态度,尊重生命,关爱护理对象,将科学的护理工作方法应用于护理实践。

知识目标:掌握护理学理论及模式的主要内容;熟悉护理学理论及模式在护理实践中的应用;了解护理学理论及模式对护理学4个基本概念的阐述。

能力目标:能运用护理学理论及模式对分析具体个案进行并制订护理计划。

案例导学

　　王某,男,43岁,身高180cm,体重110kg,某外企中层领导,晚上经常加班,嗜好吸烟、喝咖啡,喜欢吃肉食,缺乏运动,患高血压4年。半月前,因脑出血收治入院,现意识清楚,左侧肢体偏瘫。患者诉有高血压家族史,父亲死于脑卒中。近期睡眠欠佳,担心自己病情,又怕影响工作,并且突然住进医院这样陌生的环境中,有些紧张、焦虑。患者渴望尽快恢复肢体功能,尽早康复出院。

　　请思考:

　　1.应用奥瑞姆自理理论为患者设计适当的护理系统。

　　2.以罗伊适应模式指导该患者进行护理评估,应重点评估哪些内容?

　　3.结合纽曼的健康系统模式,思考目前患者存在哪些压力源?

案例导学解析

　　现代护理学经过护理专家们的探索和研究,逐步建立了护理学的理论和模式,从不同角度对护理现象进行解释,对护理核心概念进行描述,对概念之间的关系进行逻辑推测,为护理学理论知识体系的建立和发展作出了积极的贡献。同时,这些护理理论和模式的确立又指导着护理实践工作向着更加专业的方向发展。作为护理专业的学生,不但要掌握护理实践技能,还要掌握护理学理论知识,为今后的工作打好理论基础。

第一节　奥瑞姆的自理模式理论

　　自理模式理论是由美国著名护理理论家多罗西娅·奥瑞姆提出的。该理论论述了人在自理方面的局限、自理缺陷与健康的关系及其护理需要,在护理教育、科研和临床中得到了广泛应用。

一、自理模式的主要内容

奥瑞姆的自理模式理论由自我护理理论、自理缺陷理论和护理系统理论3个部分组成。

(一)自我护理理论 (theory of self - care)

人是一个有自理能力的个体,当自理需要小于或等于个体的自理能力时,人就会自理。

1. 自理　即自我照顾,是个体为了维持生命,确保自身结构完整和功能正常,增进健康与幸福而采取的一系列自发的调节行为和自我照顾活动。日常生活中始终贯穿着这些活动,健康状况正常的成年人都能进行自理。儿童、老人等特殊人群可因各种缘由导致自理受限,需要依赖其父母、监护人等完成照顾,称为依赖性照顾。

2.自理能力　指个体实施自我照顾的能力。该能力的大小受多种因素的影响,如年龄、健康状况、教育和文化背景、生活经历等。同一个人处于不同的生命发展阶段或健康状况下,自理能力也是不同的。个体的自理能力还可通过实践和学习而不断发展进步。

3.治疗性自理需要　指个体在某一发展阶段所有自理需要的综合,包括一般的自理需要、发展的自理需要和健康不佳时的自理需要3个部分。

(1)一般的自理需要:指维持人体基本结构正常与功能完整性有关的需求,是人体生命周期的各个发展阶段都必须满足的需要。主要包括以下6个方面:①充足新鲜空气、水、食物的需要;②控制和协调排泄的需要;③活动、睡眠平衡的需要;④独处和社会交往平衡的需要;⑤避免有害因素的需要,如避免不利环境或辐射伤害等;⑥达到社会认同的发展状态的需要,如体重控制在正常范围。

(2)发展的自理需要:人的生命要经历多个发展阶段,发展的自理需要是与人的发展阶段相关的,或发展过程中遭遇不利状况下引发的特殊自理需要。前者如婴儿期、妊娠期、更年期、老年期等阶段的特殊需要;后者如丧亲、失业、自然灾害等情况下产生的特殊自理需要。

(3)健康不佳时的自理需要:指个体在遭受疾病、创伤、致残或诊疗过程中产生的生理需要,如糖尿病患者要学会自测血糖,腿部骨折的患者需要学会使用拐杖。健康不佳时的自理需要通常包括及时就医;认识和应对疾病导致的不利健康因素,正确配合治疗;认识和应对因治疗护理引发的不适;接受患病的事实,适应患者角色;适应患者角色下生活的改变等。

(二)自理缺陷理论(the theory of self – care deficit)

自理缺陷理论着重阐述了个体什么时候需要护理。该部分是奥瑞姆自理理论的核心内容。奥瑞姆认为,在某一特定的时间内,个体有特定的自理能力及自理需要,当个体的这种自理需要大于自理能力时就出现了自理缺陷。这时,个体为恢复平衡就需要借助外界的力量,如护士的帮助。因此,自理缺陷的出现是个体需要护理照顾和帮助的原因(图5－1)。

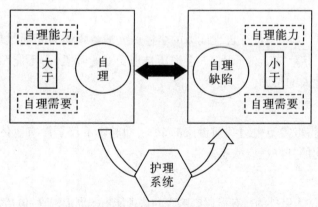

图5－1　奥瑞姆自理缺陷理论结构示意图

(三)护理系统理论(the theory of nursing system)

奥瑞姆将护理系统定义为一种行为系统,由护士提供照顾的护理行为和患者自身的自理行为两部分构成。护理系统理论解释了如何提供护理介入和帮助的问题。奥瑞姆指出,通过护理系统来帮助自理缺陷的个体实现自理需要,并将护理系统分为全补偿护理系统、部分补偿护理系统和支持－教育系统。

1.全补偿护理系统　护士需要提供全面的护理帮助,此类患者完全没有能力完成自理活动。护士的角色为"完全替患者做",常见于如下情况：①患者在体力和意识上均无法完成自理活动,如昏迷患者,此时需要护士提供全面的护理帮助,以满足其所有的自理需求。②患者清楚知道自己的自理需求,但体力上无法完成,如截肢患者。③患者体力可以完成自理活动,但由于精神或智力障碍,而无法判断或决定个体的自理需求,如严重精神分裂症患者。

2. 部分补偿护理系统 指患者可部分完成自理活动,部分需要护士介入和帮助。在此过程中,护士和患者共同协作完成患者的自理活动,双方均起着重要作用。护士的角色为"帮助患者做"。如上肢术后的患者可以自己下床活动,但需要别人协助其洗脸、刷牙、进食等。

3. 支持－教育系统 患者具有完成全部自理活动的能力,但部分自理能力是需要通过学习才能获得,此种患者需要在护士指导下作出决策、控制行为和学习相关的知识与技能。护士的角色为"支持患者做"。如教会高血压患者掌握测量血压的方法,提供饮食治疗、遵医嘱服药等相关知识。

护理系统是动态变化的行为系统。选择什么护理系统,要依据患者的自理能力和自理需要。同一患者的不同疾病阶段,自理能力和自理需求处于动态变化中,因此所选择的护理系统也不同,作为护士,要做好动态调整。

 知识链接

多罗西娅·奥瑞姆简介

多罗西娅·奥瑞姆(Dorothea Orem)作为国际著名的护理理论家,一生护理经历非常丰富。她出生于美国马里兰州,毕业于美国华盛顿特区普罗维登斯医院护理学校,后在美国天主教大学取得护理学学士学位和护理教育硕士学位。其间从事过医院多个科室的护理工作,在护校内任教,并主管过护士培训工作等,这些角色和丰富的护理实践经验为自理理论的创建奠定了坚实基础。1971 年,她出版发行了《护理：实践的概念》(*Nursing：The Concept of practice*)一书。在该书中,奥瑞姆系统地阐述了自理模式理论。

二、自理模式对护理学 4 个基本概念的阐述

(一)人

奥瑞姆认为,人不同于动物,是有自理能力的个体。人的自理能力是通过后天学习而获得的。由于生命的不同发展时期、疾病或其他原因,人会经历自理受限的阶段,而不能照顾自己,就产生了自理不足或缺陷,此时需要他人的帮助。

(二)健康

奥瑞姆自理理论支持世界卫生组织对健康的定义,即健康不仅是没有躯体疾病和躯体缺陷,而且是生理、心理和社会文化的良好适应状态。

(三)环境

奥瑞姆指出,环境是除人以外的所有可以影响人的自理能力的周围因素,包括物理、心理、社会等因素。

(四)护理

护理的主要工作为预防个体自理缺陷发展和为有自理缺陷的个体提供帮助和照顾活动。根据个体的自理能力,护士满足不同的自理需求。在护理过程中,护士需具备特殊的技能,如人际交往能力、协调技能等。

三、自理模式在护理实践中的应用

奥瑞姆自理理论是目前临床应用最为广泛的护理理论之一,被应用于在临床护理实践、护理教

育、护理科研等各个领域。该理论与实践相结合,形成了以自理理论为框架的三步式护理工作程序。

素质拓展

（一）评估服务对象的自理能力和自理需要

护士通过收集资料,评估患者的自理能力和自理需要等情况,分析和判断患者目前有哪些治疗性自理需要、自身具备哪些自理能力、是否有自理缺陷等,以确定患者为何需要护理帮助及需要哪些护理帮助。

（二）设计适当的护理系统

护士根据患者的自理能力和治疗自理需要,选择合适的护理系统,在该护理系统下设计详细的护理计划,拟定相应的护理措施。奥瑞姆提供了 5 种护理方式:替患者做,指导患者做,为患者提供生理和心理支持,提供促进患者发展的环境,提供与自理相关的知识和技能教育。

（三）执行和评价

护士根据护理计划,对患者提供护理措施,通过评价了解护理效果,再根据患者的自理需要和自理能力的改变,调整所选择的护理系统,修改护理计划。

👁‍🗨 考点提示:自理模式的主要内容及护理系统的分类。

第二节　罗伊的适应模式理论

适应模式是美国护理理论家卡莉斯塔·罗伊提出的。罗伊注意到儿童在生长发展阶段的心理变化及对环境的适应能力及潜能,认识到适应是描述护理的最佳途径,因此不断地进行此方面的研究,并在此后的许多年对该模式进行了不断地发展及完善。

 知识链接

卡莉斯塔·罗伊简介

卡莉斯塔·罗伊(Callista Roy)美国当代著名的护理理论家、科学家、护理教授、作家等,于 2007 年获评美国护理科学院当代传奇人物。其主要理论著作有《护理学导论:一种适应模式》《罗伊适应模式》《罗伊适应模式的核心》《护理知识发展与临床实践》《发展中域理论:从证据到实践》等。

一、适应模式的主要内容

罗伊认为,适应模式是围绕人的适应行为,即人对周围环境中刺激的适应。该模式的基本结构及内容如图 5-2 所示。人作为一个系统,始终处于内部和外部的各种刺激中,要不断地从生理、心理两个层面调节,以适应内、外环境的变化,维持自身在生理功能、自我概念、角色功能和相互依赖方面的完整,从而保持健康。

（一）输入

1. 刺激(stimuli)　指内部环境或外部环境中能刺激个体发生反应的信息、物质或能量单位。罗伊将环境中的刺激分成三种。

（1）主要刺激(focal stimuli):个体当前直接面临的、能引发个体作出适应反应的内、外部刺激。主要刺激并不是一成不变的,它处于动态变化中。如外科手术后的患者,主要刺激为疼痛,但随着时间推移和病情转归,疼痛程度会减轻,患者将不再关注疼痛,疼痛也将不再是主要刺激。

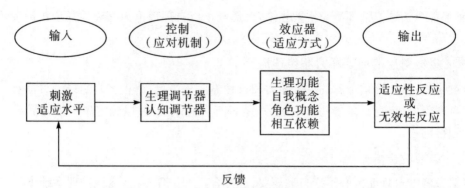

图5-2 罗伊适应模式结构图

（2）相关刺激（contextual stimuli）：指内、外环境中除主要刺激外，能引起个体产生反应的其他刺激。相关刺激对个体可产生正性或负性影响。如新入院的糖尿病患者，对血糖升高的担心是引起患者睡眠型态紊乱的主要刺激，对住院环境不熟悉、床上用品不舒适等是相关刺激，而相关刺激会强化患者的睡眠型态紊乱。

（3）固有刺激（residual stimuli）：指原有的、构成本人特征的刺激。这些刺激可能对当前的行为有影响，但其影响不确切或未得到证实，如个体的经验、性格、嗜好、文化背景等。如一位高血压患者，引起血压升高的相关刺激包括情绪变化、气温的变化等，固有刺激可能有家族遗传史、饮食习惯等。

2.适应水平（adaptive level）　指个体所承受或应对刺激的范围和强度，个体的适应水平在一定范围内。刺激的数量和强度在个体的适应水平之内，将输出适应性反应；反之，超出个体的适应水平，将输出无效性反应。个体的适应水平并非一成不变，而是受机体发展水平和应对机制等的影响处于动态变化之中。

（二）控制过程

控制过程即个体面对内、外环境的刺激时内部控制的过程，即应对机制（coping mechanism）。罗伊将个体的应对机制分为以下两种。

1.生理调节器（regulator）　正常个体先天即具备的应对机制，通常通过神经－化学介质－内分泌系统完成。例如，在寒冷的环境下，个体通过打寒战来增加产热，以维持正常体温。

2.认知调节器（cognator）　正常个体通过后天大脑的学习、判断，即信息处理等而习得的应对机制。例如，个体感冒时，可能会采取去药店买感冒药、多休息、多饮水等应对方法。

（三）适应方式

适应方式指上述两种应对机制作用于效应器，个体的反应和表现。罗伊将其分为四方面。

1.生理功能（physiological mode）　与维持个体生理完整性相关的适应方式，如氧气、营养、排泄、活动及休息、水及电解质平衡、正常的神经及内分泌功能等。

2.自我概念（self-concept mode）　与维持个体心理健康完整性相关的适应方式，反映个体对自身在某个时间点上对自己的感觉、评价和信念。

3.角色功能（role function mode）　为了维持个体社会功能完整性的适应方式，反映个体在社会中所承担角色的履行情况。个体可同时承担多个角色。可将其分为以下三种。

（1）主要角色：为最基本的角色，是与人的性别和年龄等不可选择的因素相关的角色。

（2）次要角色：为可选择的、较持久的角色，是个体社会功能的体现，如领导角色、父亲角色等。

（3）临时角色：为个体在临时性时间点或场所被赋予的角色，如班长、组长等。

4.相互依赖（interdependence mode）　为个体面对内、外环境中难以应对的刺激时，常需要向其重要关系的人和各种支持系统中寻求帮助和支持的适应方式。该适应方式反映个体人际关系的完整性。

（四）输出

输出是个体对内、外环境的刺激，通过调节与控制，最终产生的行为。输出性行为分为适应性反应和无效性反应。维持人的完整性需要适应性反应，无效性反应会威胁和阻碍人的完整性。因此，护理要以促进个体的适应性反应、减少或消除无效性反应为目的，进而恢复和维持个体的健康状态。

二、适应模式对护理学4个基本概念的阐述

（一）人

罗伊认为，人不但具有生物、心理和社会属性，还是一个开放的整体适应系统。为维持个体的完整性，机体必须不断与内、外环境进行物质、信息及能量的交换，以适应不断变化的环境。适应既是维持个体完整性的过程，又是维持个体完整性的结果。

（二）健康

罗伊认为，健康是促进和维持个体完整性状态的过程。健康与疾病反映了人与环境的适应情况。面对内、外环境的变化，个体表现为适应性反应时，个体就可保持健康。反之，表现为无效性反应，就会处于疾病状态。

（三）环境

罗伊认为，环境是由人体内部和外部的所有刺激构成，环境因素可大可小，可为积极的，也可为消极的。个体需要付出更多精力和能量去适应环境的变化。

（四）护理

罗伊认为，护理的最终目标是促进适应性反应，减少或消除无效性反应。护士需运用专业知识和沟通协调能力，采取控制各种内、外环境刺激以及扩大个体的适应水平等措施，促进个体的适应性反应。

三、适应模式在护理实践中的应用

罗伊的适应模式被广泛地应用在临床护理实践中。她认为，护士的主要任务是采取各种方式控制影响服务对象的刺激，扩大服务对象的适应范围，改善服务对象的适应方式，促进服务对象的适应。罗伊结合临床护理实践和一般护理程序，制订了适应模式六步式护理程序：一级评估、二级评估、护理诊断、护理目标、护理干预和护理评价。

（一）一级评估

一级评估即行为评估，是护士收集与个体四种适应方式（生理功能、自我概念、角色功能和相互依赖）有关的行为。收集的方法可以多样化，比如观察、交谈、检查等，并鉴别出适应性反应和无效性反应。四种适应方式的适应性反应和无效性反应表现见表5－1。

表5－1　四种适应方式的适应性反应和无效性反应表现

适应方式	适应性反应表现	无效性反应表现
生理功能	营养、氧合、排泄、休息与活动、感觉、内分泌功能及神经功能等正常，水及电解质平衡	缺氧、休克、水及电解质紊乱、营养不良、呕吐、腹泻、腹胀、大小便失禁、尿潴留、失用性萎缩、失眠、昏迷、瘫痪、压力性损伤（压疮）等
自我概念	能够感知和正确评价躯体自我和人本自我	自我形象紊乱、自卑、自责、焦虑、无能为力、失落等

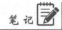

续表

适应方式	适应性反应表现	无效性反应表现
角色功能	个体能在社会、家庭及单位中承担各种角色	角色差距、角色转移、角色冲突、角色失败等
相互依赖	与重要关系者或在支持系统中,个体具有给予及接受爱和帮助的能力	分离性焦虑、孤独、无助、交往障碍和人际沟通等

(二)二级评估

二级评估即刺激评估,护士收集并评估内、外环境中引发个体行为改变的三种刺激因素,并识别出主要刺激、相关刺激和固有刺激。三种刺激的鉴别见表5-2。

表5-2 三种刺激的鉴别

刺激	特点	举例
主要刺激	对系统整体影响最大的	患病、住院、分娩等
次要刺激	可视为诱因,对系统的输出行为有影响的因素	饮酒、吸烟、压力、睡眠等
固有刺激	对系统的输出行为尚不确定的因素	性别、性格、文化背景、经历等

(三)护理诊断

护理诊断是针对个体的适应状态的陈述或诊断。通过确定无效性反应和引起个体反应的三种刺激,推断并提出主要护理问题或护理诊断。

(四)护理目标

护士以患者为中心,对护理干预后的预期效果做出详细的描述,明确护理目标,便于对护理措施进行客观评价。该目标必须是可实现的、可测的或可观察到的。

(五)护理干预

护理干预即护士为患者制订护理措施并实施。罗伊从以下两个方面设计护理干预措施。

1.改变刺激 消除、改变、增强、减弱刺激,使刺激在个体适应范围内。

2.扩大个体的适应水平 了解个体生理调节和心理应对的能力和特点,给予针对性的支持和帮助。

(六)护理评价

护士继续进行一级评估和二级评估,将收集的干预后个体的行为改变与目标行为相比较,确定护理目标的达成情况。如未达到预期目标,可依据评价结果,进一步修订调整护理目标、护理干预方案。

☞考点提示:适应模式的主要内容及刺激的分类。

第三节 纽曼的系统模式理论

纽曼的系统模式为广域型理论,它以开放系统为基础,从整体人的角度探讨了服务对象系统与环境的互动关系。该模式着重阐述了服务对象系统对其环境中现存和潜在压力源的反应以及如何恰当地运用一级预防、二级预防或三级预防的活动来维持或恢复系统的平衡。该模式对护士开展公共卫生护理、社区精神护理等有着重要的指导作用。

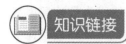

一、系统模式的主要内容

纽曼的健康系统模式着重从以下4个方面进行了阐述,即与环境互动的人、压力源、个体面对压力作出的反应以及对压力源的预防措施。

(一)人

健康系统模式认为人是一个与环境持续互动的、开放的个体系统。该系统是由生理、心理、社会文化、发展与精神5个变量与内、外环境相互作用和制约组成的动态整体,可用一个基本结构核心和外层的三层防御体系的一系列同心圆来表示其结构(图5-3)。

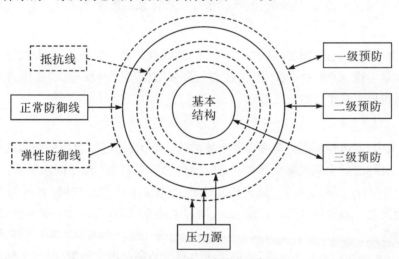

图5-3　纽曼系统模式示意图

1. **基本结构(basic structure)** 即能量源,由与生物体维持生存相关的基本因素组成,纽曼认为所有生命体都有这些共同的特征。关于人类,这些基本结构可以是解剖结构、生理功能、基因类型、反应类型、自我概念、认知能力等。

2. **抵抗线(lines of resistance)** 在纽曼健康系统模式示意图中,紧贴基本结构外层的若干虚线圈为抵抗线。抵抗线包括免疫功能、适应行为、适应性生理机制等。其功能为保护个体基本结构稳定、完整及功能正常和恢复正常防御线。抵抗线的强弱因人而异,因个体健康状况而异。当压力源入侵时,抵抗线被激活,若抵抗线功能可以有效发挥,可以促使个体恢复到正常防线的健康水平;若抵抗线功能失效,可导致个体能量源损耗,甚至死亡。

3. **正常防御线(normal line of defense)** 在纽曼健康系统模式示意图中,抵抗线外层的实线圈,即位于弹性防御线和抵抗线之间的是正常防御线,是生长发育过程中个体与内、外环境持续互动中形成的,是对内、外环境刺激正常的、稳定的反应范围。其功能为维持个体系统的健康状况。当弹性防御线无法抵抗内、外环境的压力源入侵时,压力源会作用于正常防御线,引发应激反应,表现为健康状况下降或疾病等。正常防御线是动态的。健康水平增高时,正常防御线扩展;反之,则正常防御线萎缩。

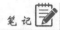

4. 弹性防御线(flexible of defense) 在纽曼健康系统模式示意图中,弹性防御线为最外层虚线圈,是一个保护性的缓冲系统,以防止外界压力源的直接入侵,保护正常防御线。其主要功能是保护系统免受压力源的干扰。一般情况下,弹性防线距离正常防御线越远,弹性防御线越宽,其缓冲、保护作用就越强。其受个体生长发育状况、身心状况、认知能力、社会文化、精神信仰等影响。

三条防御线及基本结构的相互关系:弹性防御线保护正常防御线,抵抗线保护基本结构。当个体遇到内、外环境压力源时,弹性防御线被首先激活,若弹性防御线抵抗无效,正常防御线就会受到侵犯,个体发生应激反应,此时抵抗线也被激活,若抵抗有效,个体就可恢复健康状态。

(二)压力源

压力源(stressor)指来自内、外环境可影响个体稳定及健康平衡状态的所有刺激。纽曼将应激源分为以下 3 类。

1. 个体内部压力源(intrapersonal stressor) 指来自个体内部、与个体的内环境有关的压力源,如愤怒、悲伤、孤独、疾病、自尊受损、疼痛等。

2. 人际间压力源(interpersonal stressor) 指来自两个或两个以上个体之间,在近距离内作用的压力源,如家庭关系、上下级关系、护患关系紧张等。

3. 个体外部压力源(extra - personal stressor) 指发生于个体系统外、距离比人际间应激源更远的压力,如收入经济状况欠佳、居住环境改变、社会医疗保障体系的改变等。

(三)反应

对压力及压力反应的阐述,纽曼认同"压力学之父"汉斯·塞利的描述。同时,纽曼强调了两个方面:一是压力反应是生理、心理、社会文化、精神与发展多方面的综合反应;二是压力反应对个体的影响可以是负性的,也可以是正性的。

(四)预防

健康系统模式中,通过控制压力源和增强个体的防御能力,以维持和恢复个体的健康状况是护理活动的核心功能。因此,护士应根据个体系统对压力源的反应采取三级不同水平的预防措施。

1. 一级预防(primary prevention) 适用于压力源尚未发生压力反应时,目的为减少和控制压力源,防止压力反应发生。具体措施为识别压力源,增强个体系统的防御系统,如预防接种、加强锻炼身体、保持膳食均衡等。

2. 二级预防(secondary prevention) 适用于压力源已经穿过正常防御线后,个体的动态平衡被破坏,出现症状或体征时。目的是减轻和消除反应、恢复个体的稳定性,并促使其恢复到健康状态。护理的重点是帮助服务对象早期发现、早期诊断、早期治疗。

3. 三级预防(tertiary prevention) 适用于个体的基本结构已经遭到破坏后。目的是加强抵抗线。三级预防的具体措施与一级预防相似,可通过健康教育等协助预防压力反应的重复产生,促使个体系统重返健康状态。

二、系统模式对护理学 4 个基本概念的阐述

(一)人

纽曼对人的阐述,在前面系统模式主要内容中已表述,此处不再赘述。

(二)健康

健康是个体系统在压力源的正常反应下所处的动态平衡状态。当机体基本结构稳定,对外界的压力源调节适应能力强时,个体的完整性、稳定性增强,逐步走向强健;反之,个体的完整性、稳定性减弱,健康渐逝,并逐渐走向衰竭、消亡。

（三）环境

所有影响个体的内、外环境因素均属于环境。人体内部的、外部的、人际间的压力源是环境的重要组成部分。

（四）护理

纽曼认为,护理的目标是通过有目的的干预来减少压力源,避免可能产生的压力反应,以帮助个体、家庭和群体获得并保持尽可能高的健康水平。

三、系统模式在护理实践中的应用

纽曼发展了以护理诊断、护理目标和护理结果为步骤的独特的护理工作步骤。

（一）护理诊断

护士首先对个体基本结构、各防线的特征、压力源进行评估,并分析个体在生理、心理、社会文化、精神与发展各个方面对压力源的反应及其相互作用,最后推断个体偏离健康的问题,即护理诊断,并按轻、重、缓、急排出优先顺序。

（二）护理目标

纽曼指出利用三级预防原则指导制订护理干预措施。

（三）护理结果

护理结果即护士对护理效果的评价。评价的内容有个体内、个体外、人际间压力源是否发生了变化,压力源本质及优先顺序是否改变,机体防御功能是否有所增强,压力反应症状是否有所缓解等。评价结果可以为进一步修订和调整护理计划和护理措施提供参考。

☞ **考点提示**：纽曼系统模式的主要内容。

第四节　考克斯的健康行为互动模式理论

健康行为互动模式由美国护理学家谢莉尔·考克斯提出,主要阐述服务对象的独特性、服务对象与专业人员的互动及其对健康结局的影响。该模式强调服务对象的独特性和自主性,将服务对象的独特性和服务对象与专业人员的互动考虑到健康行为的影响中,通过模型的构建,识别能够解释健康行为和预测健康结局的变量,从而为专业人员制订个体化的护理干预方案提供指导。

 知识链接

谢莉尔·考克斯简介

谢莉尔·考克斯于1948年出生在美国印第安纳州洛根斯波特市。曾荣获田纳西州优秀护士、美国护理界名人、罗切斯特大学护理学院杰出校友、职业女性名人等奖项。

考克斯的主要研究方向为慢性疾病患者的健康与危险行为、健康行为转变的动机和影响。1982年,考克斯在《护理科学进展》(*Advances in Nursing Science*)杂志发表一篇题为"健康行为互动模式:研究理论描述"的论文,正式提出健康行为互动模式。在其后的研究中,考克斯又对该模式进行了进一步的完善与发展。

一、考克斯健康行为互动模式的主要内容

健康行为互动模式由3个部分组成,即服务对象的独特性、服务对象与专业人员的互动、健康结

局(图5-4)。

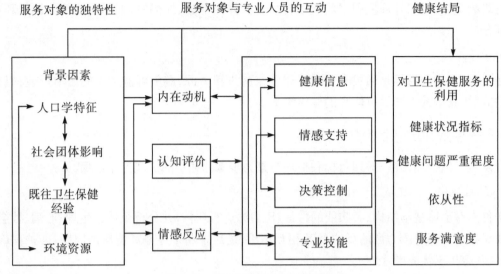

图5-4　健康行为互动模式示意图

1.服务对象的独特性(client singularity)　考克斯认为,背景因素、内在动机、认知评价和情感反应四类变量构成了服务对象的独特性,这些因素是健康行为和服务对象与专业人员间的互动。其中,背景因素是相对较为静态的变量,内在动机、认知评价和情感反应是反映服务对象独特性的动态变量。与背景因素相比,这三类变量容易受专业人员干预的影响。

(1)背景因素(background variable):指特定情境下服务对象内、外环境中相对静态的变量,包括人口学特征(年龄、性别、文化程度、职业等)、社会团体对服务对象的影响(同伴的影响、社会交往、社会风俗、信仰等)、既往卫生保健经验(病史、个人生长发育状态、客观健康指标等)、环境资源(卫生保健服务普及性、个人资源等)。背景因素是整个健康行为互动模型的基础,各背景因素之间相互作用。这些因素对健康行为的影响往往不是立即产生的,而是间接的,它们往往作为解释服务对象独特性中动态变量的先前变量。例如一个患者家庭收入较低(人口学特征),且没有医疗保险(环境资源),且家庭成员面对新的疾病或症状出现时都很担心害怕(社会影响),那么他就会决定(内在动机)不参加定期医疗体检(健康相关行为)。

(2)内在动机(intrinsic motivation):指服务对象追求健康的需要和动机。服务对象的行为动机基于两个主要因素产生,即服务对象的行为目标及实现这些目标的常规途径。服务对象的需要、愿望、选择、自我决策及达成这些目标的难易程度都是影响行为动机的因素。考克斯认为,在服务对象与环境的互动中,服务对象认为"自己有能力能自我决策"的情感体验是个体对自己的一种内在奖赏,可以增强其维持健康行为的动机。服务对象采取某一健康行为的动机、决策也会受其背景因素、情感反应和认知评价的影响。如一个糖尿病患者想要买血糖仪进行血糖监测的动机可能受其经济条件(背景因素)、对糖尿病的并发症担心(情感反应)、自测血糖重要性的认识(认知评价)等因素影响,如果一个人经济条件好,能承担买血糖仪及后续自测血糖的费用,非常担心自己血糖控制不好引起并发症,认为血糖监测对于糖尿病控制非常重要,其购买血糖仪和定期监测血糖的动机就会加强。

(3)认知评价(cognitive appraisal):指服务对象对目前健康状况、健康相关行为、与卫生保健服务提供者间关系特征等内容的感知。认知评价是服务对象对这些内容的知识、信念和态度的综合反映。如患者缺乏自身疾病的知识,认为自己的病不严重,对医护人员的技术持怀疑态度,或认为医生只是为了挣钱,给他开没必要的药,这些认知评价会直接影响该患者的健康行为,而服务对象的背景因素会直接影响个体的认知评价。如患者认为"医生只是为了挣钱给他开没必要的药",可能是受其既往经验、其他人的观念或社会因素的影响才形成这样负性的认知评价,这种评价不一定符合客观现实。

(4)情感反应(affective response):健康行为不仅仅是服务对象基于理性思考下的选择,情绪也可阻碍或促进认知活动,最终影响健康行为决策。情感反应主要体现在服务对象的情绪,常见的情绪有焦虑、恐惧、不确定感等。考克斯认为,认知评价和情感反应之间相互作用,认知评价会唤起情感反应,情感反应也会干扰认知评价,两者均会影响健康行为。如患者对癌症的负性认知会使其产生焦虑和恐惧情绪,而焦虑和恐惧反过来干扰患者的认知活动,从而对其健康行为产生影响。

2.服务对象与专业人员的互动(client‐professional interaction) 考克斯认为,服务对象与专业人员的互动对健康行为有重要影响。服务对象与专业人员的互动可以直接影响服务对象的健康行为,也会作用于服务对象的独特性,影响服务对象的认知评价、情感反应、内在动机等,从而间接影响健康行为。服务对象与专业人员的互动包括4个要素,即健康相关信息、情感支持、决策控制和专业技能。

(1)健康相关信息(health information):专业人员为服务对象提供健康相关信息是促进健康行为的重要方式。信息的性质(抽象还是具体)、内容(有无针对性)、提供信息的方式(书面或口头)、信息的量及提供信息时服务对象的状态都会影响信息提供的效果。专业人员必须在评估服务对象独特性的基础上,根据服务对象的特点,采用合适的途径,提供适当的服务对象需要的信息,以保证信息能够被服务对象接受、理解和充分地利用。提供健康相关信息可以改变服务对象的认知评价、情感反应和内在动机,从而影响健康行为。

(2)情感支持(afective support):是专业人员对服务对象情感反应的照顾,主要包括情感激励以及构建信赖的关系。考克斯提出,提供健康信息对于改善服务对象的认知评价和情感反应是必要的,但没有情感支持而仅提供健康信息,则可能对服务对象的情感反应、认知评价产生消极影响,尤其是服务对象的情感反应超过对疾病的认知评价,专业人员必须先使情感反应降至一定水平内,才可能进一步去改变其认知评价。如对于术前过于焦虑的患者,护士要先采取措施降低其焦虑程度,然后再提供有关手术和术前准备的信息。考克斯强调,如果忽视对服务对象的情感的支持,或情感支持过度,均会导致服务对象出现退缩和不满。

(3)决策控制(decisional control):考克斯提出,专业人员应该认识到服务对象有参与自身健康行为决策的能力和期望。参与决策有助于满足服务对象的需要,增强其正性的情感体验和内在动机,促进健康行为的建立与维持。但是,如果服务对象由于缺乏必要的信息,导致其对疾病的认知评价不正确时,决策控制就会受到限制。另外,受服务对象独特性的影响,其决策控制存在很大个体差异。因此,专业人员应根据服务对象的独特性,给予服务对象适当范围内的决策控制。

(4)专业技能(professional competencies):是服务对象依赖护理专业人员提供的专业技能,如静脉输液等。受服务对象独特性的影响,服务对象对专业能力的依赖程度各不相同,随依赖程度的增加,服务对象的决策控制需求降低,对情感支持的需求会增加。当服务对象对提供者专业技能的依赖性降低时,提供者应强化服务对象的决策控制参与。

3.健康结局(health outcome) 健康结局受服务对象独特性和服务对象与专业人员互动的影响,同时也会影响服务对象的独特性及其与专业人员的互动。健康结局包括以下5个方面的要素。

(1)对卫生保健服务的利用:指在利用卫生资源方面的健康促进行为,如是否积极就医,积极寻求护理帮助。

(2)健康状况指标:包括主、客观健康信息或实验室检查结果等。

(3)健康问题的严重度:包括疾病的发展和转归,如高血压进一步发展,出现并发症等。

(4)依从性:指采取促进健康结局的行为的情况,如高血压患者是否戒烟、减少盐的摄入等。

(5)服务满意度:并不是行为指标,但是可以预示今后的健康行为,如对服务满意度高的患者,今后可能会更积极利用卫生资源等。

考克斯认为,基于服务对象独特性的干预措施和互动关系的建立才能有效地促进最佳健康结局,而且随着时间的推进,健康结局会反馈作用于服务对象独特性的各个变量。这样就形成了模型中3个核心部分,即服务对象独特性、服务对象与专业人员的互动和健康结局的互动及反馈循环。

二、考克斯健康行为互动模式对护理学4个基本概念的阐述

1.人 在健康行为互动模式中,强调人的独特性和自主性。自主性体现在人具有参与自身健康行为决策的能力和期望。因此,人应该有对健康行为进行决策的权利。独特性主要体现在每个人具有不同的背景因素、内在动机,对于健康行为的认知评价及情感反应也存在差异。因此,专业人员与服务对象的互动一定要以服务对象的独特性为基础。

2.健康 考克斯支持WHO的健康定义,即"健康不仅仅是没有疾病和身体缺陷,还要有完整的生理、心理状态和良好的社会适应能力"。

3.环境 考克斯认为,环境是存在于人周围的所有因素。人与环境是相互作用的,人会利用环境满足自身的需要,环境也能影响人的各个方面。如社会环境中的风俗文化、信仰、同伴、家庭、社会交往等会对个体所具有的动态变量如认知评价、情感反应等造成影响,从而影响到个体与卫生服务提供者的互动和健康结局。

4.护理 考克斯认为,护理是通过提供基于服务对象独特性的干预措施,建立与服务对象良好互动关系来促进最佳健康结局的实现。护士应该认识到服务对象具有参与自身健康行为决策的能力和期望,并且参与决策可增强其自我效能,促进健康行为。因此,在护理实践过程中,护士应该给予服务对象最大限度的决策控制。

三、考克斯健康行为互动模式在护理实践中的应用

考克斯的健康行为互动模式自发表以来,已经被越来越多的护士认同,目前主要被应用于护理实践和护理研究领域,如用于指导儿童的预防性健康行为、妇女的宫颈癌筛查、心血管疾病患者的戒烟、糖尿病患者的饮食控制、老年女性的锻炼行为、精神疾病患者的服药依从性等护理实践中。由于理论中涉及概念较多,如社会团体的影响、既往卫生保健经验、环境资源等概念定义不清,加上各概念间互动关系复杂,研究者受时间和经费的限制,很少能对整个模式的复杂关系进行探讨,因此,模式整体所体现的复杂关系还需要进一步研究证实。另外,目前研究多集中于检验服务对象独特性和健康结局要素,对互动要素的验证不足。因此,考克斯健康行为互动模式还有待进一步完善。

(朱春风)

【A1型题】

1.规律的休息和睡眠属于机体防御结构的(   )。

A.正常防御线   B.基本结构   C.抵抗线

D.应变防御线   E.组织结构

2.根据护理理论的着重点不同,罗伊适应理论属于(   )。

A.以需要及问题为中心的护理理论

B.以护患关系为中心的护理理论

C.以系统为中心的护理理论

D.以能量源为中心的护理理论

E.以沟通为中心的护理理论

参考答案

3. 适合使用全补偿系统进行护理的患者是(　　)。

    A. 昏迷患者

    B. 间歇期后继续进行化疗的白血病患者

    C. 脑卒中一侧肢体瘫痪的患者

    D. 腹部手术后第 2 天的患者

    E. 剖宫产术后康复准备出院的产妇

4. 奥瑞姆自理理论的核心是(　　)。

    A. 自理结构　　　　　　　　B. 自理缺陷理论　　　　　　C. 护理系统模式

    D. 护理实践　　　　　　　　E. 护理理论

5. 根据纽曼的健康系统模式,下列描述正确的是(　　)。

    A. 基本结构处于非核心部分

    B. 弹性防御线紧贴于抵抗线

    C. 正常防御线紧贴机体基本结构

    D. 正常防御线紧贴抵抗线外

    E. 弹性防御线处于核心部分

6. 罗伊适应模式中的应对机制包括(　　)。

    A. 生理调节、心理调节　　　B. 生理调节、认知调节　　　C. 生理调节、环境调节

    D. 内环境调节、外环境调节　E. 神经调节、内分泌调节

【A2 型题】

7. 患者王某,被确诊为中风后,康复治疗师对其进行早期康复指导属于(　　)。

    A. 一级预防　　　　　　　　B. 二级预防　　　　　　　　C. 三级预防

    D. 临床前期预防　　　　　　E. 临床治疗

8. 患者李某,糖尿病,根据奥瑞姆的自理理论,护士指导糖尿病患者自我注射胰岛素采用的是(　　)。

    A. 全补偿系统　　　　　　　B. 部分补偿系统　　　　　　C. 支持－教育系统

    D. 健康教育　　　　　　　　E. 协作互动

【A3 型题】

(9、10 题共用题干)

    某患者,既往有肾脏感染史,因急性肾损伤入院,在肾脏手术后转入观察室,静脉点滴 5% 葡萄糖 100mL/h,术前生命体征为心率 80 次/分,血压 120/80mmHg,呼吸 16 次/分。入观察室后,心率 150 次/分,血压 90/60mmHg,呼吸 32 次/分。护士评估其生理功能,鉴别出无效性反应。

9. 按照罗伊的适应模式,护士进行的评估是(　　)。

    A. 行为评估　　　　　　　　B. 刺激评估　　　　　　　　C. 环境评估

    D. 护理干预评估　　　　　　E. 预期目标干预

10. 对该患者导致无效性反应的刺激因素的评估中,属于主要刺激的因素是(　　)。

    A. 血压下降　　　　　　　　B. 静脉点滴 5% 葡萄糖 100mL/h　　C. 既往有肾脏感染史

    D. 急性肾损伤　　　　　　　E. 肾脏手术

第六章　护理程序

学习目标

素质目标： 具备严谨认真的工作态度、科学的临床思维能力和工作方法、关爱患者的人文素养。

知识目标： 掌握护理程序的概念、基本步骤，资料收集的目的、来源、种类、内容及方法，常用护理诊断的组成、类型及陈述方式，护理诊断的排列顺序、护理目标的确立、护理措施的类型；熟悉护理诊断与医疗诊断的区别，书写护理诊断的注意事项，护理评价的实施方法与步骤；了解护理程序的发展历史，护理程序的理论基础及特点。

能力目标： 能正确收集、整理、分析和记录患者的资料；能指出护理诊断、护理目标、护理措施的正误；能运用护理程序的相关知识指导临床护理实践。

案例导学

　　李某，男，自感头痛不适，前往医院就诊。门诊护士小张巡视时发现他呼吸急促、面色潮红，主诉头痛剧烈。护士小张报告医生后，为其测量生命体征，结果为：体温 38.5℃、脉搏 112 次/分、呼吸 26 次/分、血压 136/90mmHg。

　　请思考：

　　1. 护士小张在评估该患者时，可以采取哪些方法？

　　2. 收集的资料中，哪些是主观资料？哪些是客观资料？

　　3. 该患者有哪些主要护理诊断？

案例导学解析

　　护士在临床护理工作中需不断运用科学思维方法对复杂的临床情境作出合理决策。护理程序可以引导护士在实施以服务对象为中心的整体护理过程中识别、确定和处理服务对象现存或潜在的健康问题。它是一种科学的确认问题、解决问题的工作方法和思维框架。护士只有熟练运用护理程序，才能适应现代护理的需要，更好地履行护理工作者的角色功能，以满足服务对象生理、心理、社会等方面的整体需要。

第一节　概　述

一、护理程序的概念和步骤

（一）护理程序的概念

　　护理程序（nursing process）是以促进和恢复护理对象的健康为目标所进行的一系列有目的、有计划的护理活动，是一个综合的、动态的，具有决策和反馈功能的过程。护理程序从收集资料入手，全面评估服务对象的健康状况及个体需求，发现并确定护理问题，制订护理计划，执行护理措施，最后进行效果评价。护士通过这种科学发现问题和系统解决问题的方法，对服务对象的生理、心理、社会、文化、发展及精神多个层面进行主动的、全面的、系统的整体护理，使其达到最佳健康状态。

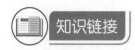 知识链接

护理程序的发展

1955 年,美国的护理理论学家莉迪亚·赫尔首先提出了护理程序的概念。

1967 年,美国护理学家海伦·尤拉确定护理程序包括评估、计划、实施及评价 4 个步骤。

1973 年,美国公共健康护理学家克里斯汀·盖比在护理程序中加入了护理诊断,使护理程序成为 5 个步骤。同年,美国护士协会出版了《护理实践的标准》(*Standards of nursing practice*)一书,将护理诊断纳入护理程序,并授权在护理实践中使用。

1982 年,美国注册护士执照考试将护理程序纳入考试结构。

1984 年,美国医疗机构认证联合委员会要求医疗机构必须以护理程序的方式记录护理全过程。

(二)护理程序的步骤

护理程序是由评估、诊断、计划、实施、评价 5 个步骤组成(图 6-1)。

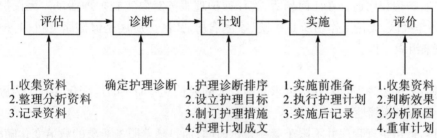

图 6-1 护理程序的基本步骤

护理程序的 5 个步骤之间相互联系、相互影响,是一个动态循环的过程。护理程序的任何一个步骤出现问题,都会影响其他步骤的有效进行。评价虽然是护理程序的最后步骤,但却贯穿于护理程序的全过程。运用评价的方法判断资料是否全面准确、诊断是否正确合理、计划是否可行有效,以便及时对护理活动进行不断地修正和改进,从而促成护理目标的实现。

☞ **考点提示**:护理程序的概念和基本步骤。

二、护理程序的理论基础和特点

(一)护理程序的理论基础

1. 系统论 系统论的思想和方法是护理程序的框架基础,它强调护理对象是一个复杂的系统,各个组成部分之间相互联系、相互制约。

2. 信息论 信息论的观点在护理程序中主要体现在对信息的收集、传递、处理和运用等方面。护士需要与患者进行有效的沟通,才能收集患者的生理、心理和社会等方面的信息,然后根据这些信息制订个性化的护理计划。

3. 解决问题论 解决问题论是护理程序中确定患者健康问题、寻求解决问题最佳方案及评价效果的方法论基础。它要求护士通过评估服务对象的状况,找出潜在的健康问题,然后采取相应的护理措施解决问题。

4. 需要理论 人类的基本需要论,特别是马斯洛的需要层次理论,为预见服务对象的需要并按照紧迫性的次序进行排序提供了理论依据。

5. 压力与适应理论 压力与适应理论可以帮助护士理解服务对象面临的压力和适应性问题,从

笔记

而为服务对象提供支持和指导。

6.沟通理论　沟通理论指导护士如何与服务对象进行有效的交流,收集信息,传达护理指令,以及提供情感支持。

这些理论共同构成了护理程序的理论基础,它们为护士提供了一个框架和工具,以评估服务对象的状况,确定服务对象的需要,制订个性化护理计划,实施护理措施,以及评价效果。

（二）护理程序的特点

1.目的性和计划性

（1）目的性:护理程序的目的是满足服务对象在生理、心理、社会等方面的整体需求,帮助服务对象减轻痛苦、提高生存质量,达到最佳的健康状态。

（2）计划性:护理程序的主要任务是以服务对象的健康为中心,针对服务对象的不同健康问题,全面制订相对应的护理目标和计划,使护理服务有重点、有计划、有秩序地进行。

2.个体性和普遍性

（1）个体性:护理人员在运用护理程序时,会根据服务对象的具体需求和个体特点来设计护理活动。由于服务对象的健康问题不同,预期目标也不同,因此护理活动也会因人而异。

（2）普遍性:护理程序适合在任何场所、为任何护理服务对象实施护理活动。无论护理服务对象是个人、家庭还是社区,无论工作场所是医院、家庭病房、社区诊所还是保健康复机构,护理人员都可以用护理程序来组织工作。

3.连续性和动态性

（1）连续性:人的心理、生理、社会需求是随着人的成长发展而不断地变化,因此,为服务对象提供护理工作充分显示出连续性。

（2）动态性:运用护理程序并不限于某一特定时间,而是随着服务对象的病情变化随时进行修改。当服务对象的情况发生变化时,护理诊断和护理计划也应随之改变。

4.系统性和综合性

（1）系统性:护理程序以系统论为理论基础,使护理工作的各个步骤有序地进行。每一项护理活动都是系统中的一个环节,从而保证了护理活动的连续性。

（2）综合性:体现在运用护理程序需要具备自然科学、社会科学、人文科学等多学科知识,综合处理服务对象的健康行为问题。

5.理论性和科学性

（1）理论性:护理程序是在系统论、需要层次理论、压力适应理论、沟通理论等多学科理论基础上构建而成的。

（2）科学性:护理程序不仅体现了现代护理学的理论观点,还运用了其他学科的相关理论,如控制论、成长与发展论等学说。

三、护理程序对护理实践的指导意义

（一）对护理服务对象的意义

1.使服务对象享受高水平的护理服务　应用护理程序的目的是给服务对象提供系统、全面、一体化、高质量的健康照顾,使其成为护理程序的最大受益者。

2.使服务对象保持良好的情绪　在应用护理程序实施护理的过程中,护理人员与服务对象密切交流与协作,有利于建立良好的护患关系,使其保持良好的情绪。

（二）对护理专业的意义

1.促进护理专业发展　护理程序是护理学专业化的重要标志之一,它规范了护理的工作方法,促

进了护理专业的不断发展。

2.推动护理教育改革 护理程序对护理教育的改革具有指导意义,从课程体系的设置、教学内容的安排、教学方法的运用等多个方面推动了护理教育的改革。

3.提高护理管理水平 护理程序为护理管理者提供了一种科学的解决问题的方法,同时也对护理管理提出了更高的要求,尤其是临床护理质量评价有了新的突破。

(三)对护理人员的意义

1.明确了护士角色 护理程序使护理工作摆脱了过去多年来被动执行医嘱的局面,使护士由医生的助手转变为平等合作者,提高了护士的职业成就感。

2.提高了护理人员的能力 护理程序培养了护理人员独立发现问题、解决问题的能力。此外,护理程序要求护理人员不断与患者、家属及其他医务人员沟通交流,从而增强了护士的人际交往能力。

第二节 护理评估

一、护理评估的概念

护理评估(nursing assessment)是指有组织、有系统地收集护理对象的资料,并对资料进行整理与分析的过程,目的是明确服务对象所要解决的健康问题。护理评估是护理程序的第一步,通过系统而有计划地收集服务对象生理、心理、社会、精神和文化等方面的资料,并加以整理与分析,以判断服务对象的健康问题,为护理活动提供可靠依据。评估时收集的资料是否全面、正确,将直接影响护理诊断的准确性和护理计划的制订和实施,继而影响护理目标的实现程度。因此,评估是护理程序最基础的步骤。同时,评估是一个动态、循环的过程,贯穿于护理程序各个步骤,既是确立护理诊断和实施有效护理措施的基础,也是评价护理效果的参考。

二、护理评估的内容及步骤

(一)评估的目的

(1)为作出正确的护理诊断提供依据。

(2)为制订护理计划和评价护理效果提供依据。

(3)为护理科研积累资料。

素质拓展

(二)评估的内容

1.一般资料 如服务对象姓名、性别、年龄、民族、婚姻状况、职业、受教育水平、宗教信仰、家庭住址、联系人、联系方式、入院方式、入院诊断等。

2.现在健康状况 包括主诉、现病史、主要病情、护理体检情况等。

3.既往健康状况 包括既往病史、手术及外伤史、用药史、过敏史、传染病史、婚育史、家族史等。

4.生活状况及自理程度 如饮食、睡眠与休息、排泄、烟酒嗜好、自理能力、活动方式等。

5.心理状况 包括服务对象一般心理状态、对疾病的认识和态度、应对能力与方式、康复的信心、精神状态、行为及情绪的变化、人格类型、近期生活中是否有应激事件发生(如离婚、丧偶、失业、家人生病)等。

6.社会文化情况 包括主要社会支持系统状况、与亲人的密切程度、家庭成员对服务对象的态度和对疾病的了解、目前享受的医疗保险待遇、经济收入状况以及对服务对象造成影响的工作、学习环境等其他因素。

（三）评估的方法

1. 交谈　指护理人员通过与服务对象有计划、有目的的交流性谈话，获取其主观资料的主要方法。要获知服务对象的情况，最常用的方法就是与其交谈。通过交谈，护士和服务对象之间可以相互获得和传递有效信息，以促使护理人员了解服务对象健康方面的各种情况，促进服务对象参与问题的确定及护理计划的制订，从而提高护理质量和建立良好的护患关系。

2. 观察　指运用视、听、嗅、触等多种感觉器官获得患者信息资料，并对信息加以分析、作出判断的过程。护士与服务对象初次见面就意味着观察的开始，除了观察其症状、体征以及精神状态外，还应观察心理反应及所处的环境状况。护士的观察应自始至终持续地进行，以便及时发现服务对象现存和潜在的护理问题。

3. 护理体检　指护士运用视、触、叩、听、嗅等体格检查手段或技术对服务对象进行全面的体格检查。护士进行的体格检查是收集服务对象身体状况的客观资料，是以护理为重点，有别于医生所做的体格检查。

4. 查阅　包括查阅服务对象的病历、护理记录单、实验室和其他检查报告，以及有关书籍、文献等资料。

（四）评估的步骤

1. 收集资料　收集资料是护士系统、连续地收集服务对象健康状态信息的过程，可根据医院设计的入院护理评估单进行。

（1）资料的分类：根据资料的不同来源，通常可将资料分为主观资料和客观资料。

1）主观资料：指服务对象对健康状况的认知和体验，包括知觉、情感、价值、信念、态度、对个人健康状态和生活状况的感知，通常无法被具体观察和测量。例如，主诉头痛、头晕、胸闷，或口头表述"我的腹部像刀割一样痛""我的头好痛""我有些害怕"等。

2）客观资料：客观资料是护理人员通过观察、交谈、体格检查和实验室检查获得的资料，如发绀、水肿、体温升高、血压下降等。

（2）资料的来源：主要通过以下5种途径。

1）服务对象：服务对象是资料的直接来源和主要来源。如果服务对象意识清楚且能用语言交谈，又非婴幼儿，就可作为收集资料的主要来源。

2）关系密切者：对婴幼儿、病情危重、精神异常和言语障碍的服务对象，关系密切者是资料的间接来源。如配偶、亲属、朋友、同事、邻居、现象目击者等，提供的间接资料可以补充和证实服务对象提供的主观资料。

3）其他医务人员：主要指共同或曾经参与照顾服务对象的医疗成员，包括其他护士、医生、营养师、药剂师、康复师等各类健康服务人员。通过他们获取的服务对象的健康资料，也可作为护理评估时收集资料的重要来源。

4）病历和各种检查报告：病历可提供服务对象的基本资料。各种检查报告，如X线检查、化验结果等，可以帮助护士及时了解服务对象病情的动态变化情况。

5）文献资料：医学、护理学及其他相关学科的各种文献回顾可为病情判断、治疗和护理等提供理论依据，如查询临床指标的标准值、护理学该领域的最新进展等。

2. 核实资料　为保证所收集资料的真实性、客观性，需要对资料进行核实。

（1）核实主观资料：主观资料常来源于患者的主观感受，不可避免地存在一定偏差。例如患者感觉发热时，则可以通过测量患者的体温进行核实。核实主观资料并非出于对患者的不信任，而是由于患者认为的正常或异常与医学上的正常或异常有所不同，因而需要用客观方法对主观资料进行验证。

（2）澄清含糊资料：在资料收集过程中，发现有一些资料内容不够完整或不够确切，应进一步进行取证和补充,以保证资料的完整性和准确性。例如:患者自诉"大便正常",这项资料不够明确,需进一步询问患者大便的具体情况,如次数、性状、颜色及排便是否费力等。

3.整理资料　评估所得到的资料内容庞杂,涉及各个方面,需要采用适当的方法进行整理分类,以便于护士对资料进行分析和查找,并迅速发现问题。通常可以按照以下3种方法对资料进行分类。

(1)按马斯洛的需要层次理论分类:可以将收集到的各种资料分为5个不同层次(表6-1)。

表6-1　按马斯洛的需要层次理论分类整理表

需要层次	收集资料的内容
生理需要	呼吸、营养、排泄、睡眠状况等,如呼吸道阻塞、水肿、电解质紊乱、大小便失禁、疲劳、睡眠型态紊乱等
安全需要	对医院环境感到陌生,害怕被人遗忘,担心得不到良好的治疗和护理,夜间睡觉要开灯,手术前感觉紧张,对各种检查和治疗感到惧怕,对医护人员的技术不信任,担心经济问题等
爱与归属的需要	想家、想孩子;孩子想妈妈;害怕孤独,喜欢有人来探望等
尊重的需要	由于外貌受损而不敢见人,怕别人看不起;患者的个人习惯、价值观、宗教信仰等
自我实现的需要	担心住院会影响工作或学习;受失明、失聪、失语、瘫痪、截肢等影响不能实现自己的理想

(2)按人类反应型态分类:按照北美护理诊断协会(North American Nursing Diagnosis Association,NANDA)提出的9种人类反应型态,可将资料分为9个大类(表6-2)。

表6-2　按北美护理诊断协会的9种人类反应型态分类整理表

反应型态	收集资料的内容
选择	个人及家庭应对压力的能力、寻求健康所表现的行为等
沟通	服务对象与人沟通的能力
交换	营养、排泄、呼吸、循环、体温、组织的完整性等
认知	对健康的认识、学习状况及思考过程等
活动	身体活动能力、休息、睡眠、娱乐及休闲、生长发育状况等
感知	自我概念及感觉功能、有无绝望或无力感等
关系	角色功能、亲子关系、社会互动能力、家庭关系、性功能及性活动等
价值	个人价值观、信念、宗教信仰、人生观及精神状况等
感觉	有无疼痛,舒适、情绪状况等

(3)按功能性健康型态分类:可将收集到的各种资料按玛乔丽·戈登的11个功能性健康型态分类(表6-3)。

表6-3　按戈登的11个功能性健康型态分类整理表

功能性健康型态	收集资料的内容
健康感知-健康管理型态	个体或家庭对健康的认识,如健康知识、健康行为以及健康和舒适的感受等
营养-代谢型态	食物和液体的摄入情况,如食物和液体的摄入和排出、饮食的种类、营养状态等
排泄型态	排便、排尿情况,如泌尿道、皮肤及肠道的排泄功能
活动-运动型态	日常活动能力、活动量、活动方式、活动耐力及娱乐活动等
睡眠-休息型态	睡眠、休息、放松情况,如睡眠的时间、规律、有无异常睡眠等
认知-感知型态	个人的舒适感、对疾病的认识、感知能力等

笔记

续表

功能性健康型态	收集资料的内容
自我认识－自我概念型态	对自我的主观认识、自我评价,如个人的情感反应和自我认知
角色－关系型态	家庭关系、工作关系和社会关系等。如邻里关系、同学间关系等
性－生殖型态	月经、生育方面的情况
应对－应激耐受型态	个体对应激源的反应,如对生病、丧亲、离婚等的反应状态
价值－信念型态	信仰、信念和价值观等。如宗教信仰、个人理想等

4.分析资料　对收集的资料进行有条理、有层次的分析,分析的目的主要是发现健康问题,确立护理诊断。

(1)检查有无遗漏:将资料进行整理分类后,应仔细检查有无遗漏,及时补充,以保证资料的完整性和准确性。

(2)找出异常:收集资料的目的在于发现服务对象的健康问题。将资料与正常值进行比较,并在此基础上综合分析,以发现异常情况。

(3)找出相关因素和危险因素:评估中发现的异常资料,应找出其相关因素。有些资料虽然目前还在正常范围,但是由于存在危险因素,若不及时采取预防措施,以后很可能会出现异常,损害服务对象的健康。如患者主诉"最近感到头晕,浑身乏力,但不知为什么?",护士通过查阅其化验检查报告单,发现患者血红蛋白只有 70g/L,这样就找出了引起异常的原因。

5.记录资料　记录资料是护理评估的最后一步,目前各医疗机构使用的护理评估表格格式尚未完全统一,一般可根据收集资料的分类方法,各机构自行设计表格记录。记录时应遵循全面、客观、准确、及时的原则,并符合医疗护理文件书写要求。

☞考点提示:护理评估的概念、内容和步骤。

第三节　护理诊断

一、护理诊断的概念

护理诊断(nursing diagnosis)是关于个人、家庭、群体或社区对现存的或潜在的健康问题及生命过程反应的一种临床判断。护理诊断是护理程序的第二步,是护士为达到预期结果选择护理措施的基础。这些预期结果应能通过护理职能达到。

二、护理诊断的类型

(一)现存的护理诊断

现存的护理诊断(actual nursing diagnosis)是指对个人、家庭或社区目前存在的健康问题或反应的描述,如"皮肤完整性受损""清理呼吸道无效"等。

(二)危险的护理诊断

危险的护理诊断(risk nursing diagnosis)是指对易感服务对象的健康状况或生命过程中可能出现反应的描述。这类护理诊断目前虽未发生,但危险因素存在,如果不采取预防措施,则有可能出现问题,如"有感染的危险""有皮肤完整性受损的危险"等。

(三)健康的护理诊断

健康的护理诊断(wellness nursing diagnosis)是服务对象从特定的健康水平向更高健康水平发展

的护理诊断。健康的护理诊断目的是强化这些健康行为,帮助健康人促进健康。陈述方式多为"潜在的……增强""执行……有效",如"有增进精神健康的趋势""母乳喂养有效"等。

三、护理诊断的组成

护理诊断是由名称、定义、诊断依据以及相关因素/危险因素4部分构成。

（一）名称

NANDA - Ⅰ公认的每一项护理诊断都有其特定名称。名称是对服务对象健康状况的概括性描述。如气体交换受损、清理呼吸道无效等。

（二）定义

NANDA - Ⅰ在经过临床实践确认后,对每个护理诊断作出明确的定义。定义是对护理诊断名称的一种清晰、准确的描述,并与其他护理诊断相区别。如气体交换受损是指个体处于肺泡和微血管之间氧气和二氧化碳交换减少的状态;清理呼吸道无效是指个体处于不能有效咳嗽以清除呼吸道分泌物或阻塞物,引起呼吸道不通畅的危险状态。

（三）诊断依据

诊断依据是作出护理诊断的临床判断标准和依据,常是服务对象的临床表现、体格检查和实验室检查结果。护士在作出某个护理诊断时,不能凭空想象,一定要参考诊断依据。诊断依据有3种。

1. 必要依据　即作出某一护理诊断时必须具备的依据。一般为症状或体征,是诊断成立的必要条件。

2. 主要依据　即作出某一护理诊断时通常需具备的依据,有80%～100%的服务对象在确立此诊断时会具备该依据。

3. 次要依据　即对作出某一护理诊断时有支持作用,但不一定是每次都必须存在的依据,有50%～79%的服务对象在确立此诊断时会具备该依据。

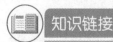 知识链接

诊断依据案例

1. 清理呼吸道无效

必要依据:痰液潴留、咳嗽无力。

主要依据:体格检查结果,如发绀、肺部听诊湿啰音等;实验室检查结果,如白细胞计数25×10^9/L(血常规)、肺纹理增粗(X线)等。

次要依据:血氧饱和度80%,呼吸频率30次/分等。

2. 体温过高

必要依据:体温超过正常范围,如体温40℃。

主要依据:发热、寒战、出汗、脉搏增快等。

次要依据:血常规、尿常规、血生化等实验室检查结果。

（四）相关因素

相关因素是指导致或促成护理诊断成立的原因或情境。现存或健康的护理诊断的存在是因为有相关因素,而危险的护理诊断的存在是因为有相关危险因素。护理诊断的相关因素不只来自一个方面,可以涉及多个方面。一个护理诊断可以有很多相关因素,常见的相关因素包括以下几个方面。

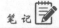

1.病理生理方面 指与病理生理改变有关的因素。如皮肤完整性受损的相关因素可能是自身免疫力降低,应用化疗药物,放射治疗,皮肤潮湿、摩擦的刺激引起的皮肤抵抗力降低。

2.心理方面 指与服务对象心理状况有关的因素。如活动无耐力可能是与服务对象长期处于严重抑郁的状态有关。

3.治疗方面 指与治疗措施有关的因素。如使用呼吸机的患者出现语言沟通障碍可能与气管插管有关。

4.情境方面 指与环境、情境等方面的因素(陌生环境、压力刺激等)。如睡眠型态紊乱可能与住院后环境改变有关。

5.年龄方面 指与年龄有关的因素。如便秘可能与老年人活动少、肠蠕动减慢有关。

四、护理诊断的陈述方式

(一)护理诊断陈述的构成因素

1.P——健康问题(problem) 即护理诊断的名称,是指服务对象现存的和潜在的健康问题。

2.E——原因(etiology) 即引起服务对象健康问题的相关因素和危险因素。

3.S——症状和体征(symptoms and signs) 即诊断依据,指与健康问题有关的症状和体征。

(二)护理诊断陈述的方式

1.三部分陈述 即 PES 公式,常用于对现存的护理诊断的陈述。例如,气体交换受损(P):发绀、呼吸困难、PaO_2 6.3kPa(S),与阻塞性肺气肿有关(E)。

2.两部分陈述 即 PE 公式,只有护理诊断名称和相关因素,没有临床表现,多用于危险的护理诊断的陈述。例如,有皮肤完整性受损的危险(P):与长期卧床有关(E)。

3.一部分陈述 只有 P,不存在相关因素,多用于对健康的护理诊断的陈述。例如,有增进精神健康的趋势。

五、护理诊断与医疗诊断的区别

护理诊断是护士使用的规范化的专用名词,用于判断个体和人群对健康状态或健康问题的反应,包括生理、心理和社会反应。医疗诊断是医生使用特定的专业名词,用于确定一个疾病或一种病理状态。护理诊断侧重于对患者现存的或潜在的健康问题作出判断,医疗诊断侧重于对患者的健康状态和疾病的本质作出判断,特别是作出病因诊断、病理解剖诊断和病理生理诊断。医疗诊断在疾病发展过程中相对稳定,数目较少,而护理诊断则随着患者反应的不同而随时发生变化,数目相对较多(表6-4)。

表6-4 护理诊断与医疗诊断的区别

项目	护理诊断	医疗诊断
临床研究对象	对个人、家庭及社区的健康问题或生命过程反应的临床判断	对个体病理生理变化的临床判断
描述内容	描述个体对健康问题的反应	描述一种疾病
问题状态	现存或潜在的	多是现存的
决策者	护士	医疗人员
职责范围	属于护理职责范围	属于医疗职责范围
适用范围	适用于个体、家庭、社区的健康问题	适用于个体疾病

续表

项目	护理诊断	医疗诊断
数量	可同时有多个	通常只有一个
稳定性	随健康状况变化而改变	一旦确诊不会改变

六、书写护理诊断的注意事项

(一)应使用统一的护理诊断名称

尽量使用北美护理诊断协会(NANDA)认可的护理诊断名称(详见附录一),这样有利于护士之间的交流,有利于与国际接轨和规范护理教学。

(二)确定的健康问题必须是用护理措施能解决的问题

护理诊断所列的问题应简明、准确、陈述规范,应为护理措施提供方向,对相关因素的陈述必须详细、具体、易于理解。护理诊断必须是以所收集到的资料作为诊断依据。一个护理诊断针对一个健康问题,要避免与护理目标、护理措施、医疗诊断相混淆。

(三)明确护理诊断的相关因素

相关因素经常是造成健康问题的最直接原因,也是护理计划中制订措施的关键。如"清理呼吸道无效:与体弱、咳嗽无力有关"就比"清理呼吸道无效:与心肌梗死伴感染有关"更有针对性。另外,同一护理诊断的相关因素不同就会采取不同的护理措施。如"疼痛:与外伤引起组织损伤有关"和"疼痛:静脉穿刺引起组织损伤有关",这两个护理诊断均是"疼痛"的问题,但护理措施是不同的。

(四)列出的护理诊断应贯彻整体护理观

护理诊断应包括生理、心理、社会等各方面。在考虑服务对象存在的问题时要全面,列出护理诊断的依据和相关因素时应体现整体护理观念。

(五)有关"知识缺乏"的陈述

知识缺乏在陈述上有特殊之处,其陈述方式为"知识缺乏:缺乏……方面的知识"。如"知识缺乏:缺乏术后有效咳嗽的知识"。

(六)护理诊断要避免价值判断

例如,"社交障碍:与退休或丧偶有关",这是正确的陈述;"社交障碍:与道德败坏和人缘不好有关",这是错误的陈述。

(七)护理诊断要避免引起法律纠纷

如将长期卧床患者的护理诊断书写为"皮肤完整性受损:与护士未给患者翻身有关",这样可能会引起法律纠纷,应书写为"皮肤完整性受损:与长期卧床有关"。

☞**考点提示:**护理诊断的概念、组成、类型、陈述方式、护理诊断与医疗诊断的区别。

第四节　护理计划

一、护理计划的概念

护理计划(nursing planning)护理计划是针对护理诊断制订的具体护理措施,是进行护理行动的指南。护理计划是护理程序的第三步,是对服务对象的健康问题,护理目标及护士所要采取的护理措施的一种书面说明,通过护理计划,可以使护理活动有组织、有系统地满足服务对象的具体需要。护理人员在确认了现存的和危险的护理诊断及合作性问题后,就应根据服务对象的具体问题书写护理计划。护理计划为护理人员了解服务对象情况提供了书面资料,也能作为评价护理效果的依据。

二、护理诊断的排序

当服务对象存在多个护理诊断和合作性问题时,需要进行排序,确定解决问题的优先顺序,以便根据这些问题的轻、重、缓、急,合理地安排护理活动。

1. 排序的原则

(1)优先解决直接危及服务对象生命,需立即解决的问题。

(2)按照马斯洛需要层次理论,优先解决低层次需要的问题,再解决高层次需要的问题。

(3)在与治疗、护理原则不冲突的情况下,可优先解决服务对象主观上认为最重要的问题。

(4)优先解决现存的问题,但不要忽略潜在的问题,并根据性质决定其序列。

2. 排列的顺序

(1)首优问题:指直接威胁服务对象生命、需要立即采取行动去解决的问题。如昏迷患者的"清理呼吸道无效",休克患者的"体液不足""心输出量减少",阻塞性肺气肿患者的"气体交换受损"。在紧急情况下,尤其是急、危重症患者,可同时存在几个首优问题。

(2)中优问题:指虽不直接威胁服务对象生命,但对服务对象在精神上和躯体上造成巨大痛苦,严重影响健康的问题。如急性疼痛、体温过高、压力性尿失禁、有受伤的危险、活动无耐力、皮肤完整性受损等。

(3)次优问题:指服务对象在应对发展和生活变化时所遇到的问题,这些问题与疾病或其预后并无直接关系,但同样需要护士给予帮助,使问题得到解决,以便帮助服务对象达到最佳健康状态。例如急性心肌梗死伴有肥胖的患者,存在"营养失调:高于机体需要量"等与此次发病没有直接联系的护理问题,在急性期护士把这一问题列为次优问题,待患者进入恢复期时再进行处理。

3. 排序的注意事项

(1)需分析和判断护理诊断之间的关系:确定诊断的先后顺序,要分析出护理诊断之间是否存在相互关系及关系的性质,以便先解决问题产生的原因,再考虑由此产生的后果。如一位术前患者可能有两个护理诊断:"焦虑:与即将接受手术有关""知识缺乏:缺乏预防术后并发症的知识"。也许护士认为患者术前掌握床上排尿、有效咳嗽的知识和方法十分重要,可防止术后出现尿潴留、坠积性肺炎等并发症,故把知识缺乏放在首位。但实际上,患者处于焦虑状态时,注意力难以集中,也没有耐心倾听,护士针对知识缺乏进行健康教育的效果也就可想而知了。所以,在两个诊断间存在这种关系时,应将焦虑放在首位,将患者负性情绪降低到一定程度,再实施干预知识缺乏的措施,就较为可行了。

(2)需考虑服务对象的需求:排序时,在考虑基本需要层次理论的同时,也应考虑服务对象的迫切要求,尊重患者的选择,但前提是以不影响其他的治疗和护理为原则。

(3)排列的先后顺序不是一成不变的:护理诊断的先后顺序并不是固定不变的,会随着疾病的变化而发生改变。例如,急性心肌梗死患者"活动无耐力"的护理诊断,在心肌梗死的急性期,与"疼痛""心输出量减少""恐惧""潜在并发症"等严重威胁患者生命的问题相比,只能列为中优问题。但随着病情的好转,患者度过急性期后,如何早日恢复活动以减少并发症就成为护理干预的重点,此时"活动无耐力"也就由原来的中优问题变成为首优问题。

(4)需预计可能会发生的问题:预计有可能发生的问题,包括"……的危险"的护理诊断和潜在并发症。虽然目前没有发生,但并不意味着不重要。有时,它常常被列为首优问题而需立即采取措施或进行严密监测。如术后患者有"潜在的并发症:出血"尽管这些问题尚未出现,但却是需要护士优先考虑和防范的。护理诊断的排序,并不意味着前一个护理诊断解决之后,才能开始解决下一个护理诊断。在临床工作中,护士可以同时解决几个问题,但其护理重点及主要精力还应放在需要优先解决的问题上。

三、确立护理目标

护理目标也称预期效果,是指护理对象在接受护理照顾后,期望达到的健康状态或行为的改变。设立护理目标可以明确护理工作的方向,指导护士为达到目标中所期望的结果去制订护理措施,并作为护理效果评价时的衡量标准。

(一)目标分类

根据实现目标所需时间的长短,可以将预期目标分为短期目标和长期目标。

1. 短期目标 指一周内患者可达到的目标,适合于病情变化快,住院时间短的患者,如"3天内患者能够顺利咳出痰液"等。

2. 长期目标 指一周以上甚至数月之久才能实现的目标,它需要护士针对一个长期存在的问题采取连续的护理措施。如"化疗期间患者不发生感染"。有时长期目标往往需要一系列短期目标才能实现,如长期目标"5个月内体重减轻10kg"可通过短期目标"每周体重减轻0.5kg"来实现。

长期目标和短期目标在时间上没有明显分界,有些诊断可能只有短期目标或长期目标,有些则同时具有长期和短期目标。

(二)目标的陈述方式

目标的陈述包括5个要素:主语、谓语、行为标准、条件状语及时间状语(表6-5)。

1. 主语 因为目标是期望服务对象所能发生的改变,因此主语应是服务对象(主要是患者,还有健康人如孕妇、产妇、患者家属以及家庭和社区),也可以是服务对象机体或生理功能的一部分,如患者的体温、体重、皮肤等。

2. 谓语 即行为动词,是指主语将要完成且能被观察或测量的行为。

3. 行为标准 即行动所要达到的程度,如距离、速度、次数等。

4. 条件状语 指主语在完成某行动时所处的条件状况,条件状况不一定在每个目标中都出现。

5. 时间状语 指服务对象应在何时达到目标中所陈述的结果。这一要素可以督促护士有计划地帮助患者达到目标。

表6-5 目标陈述方式举例

时间状语	主语	条件状语	谓语	行为标准
6天后	患者	在护理员的协助下	能行走	30m
出院前	患者	每天	排出	柔软成形的大便

(三)确定预期目标的注意事项

1. 目标应具体、可测量和可评价 目标的陈述应该清晰明确,不能含糊不清。如"刘太太了解了怎样给新生儿洗澡"是不正确的,应改为"刘太太能演示正确为婴儿洗澡的方法"。

2. 目标应以服务对象为中心 目标陈述的是服务对象的行为,而不是护理活动本身,更不是护士的行为或护理措施,如"住院期间教会患者使用血糖仪"应改为"出院前患者能够演示正确使用血糖仪的方法"。

3. 目标应具有现实性和可行性 这意味着目标应该在服务对象的能力范围内,考虑到他们的身体状况、心理状况、智力水平、过去的经历和经济条件等因素。目标不应过高或过低,而是在现实和可行的基础上进行设定。如上消化道大出血的患者有"活动无耐力的问题",但目标要求他"1周后爬5

层楼不感到心慌、气短"是不现实的。

4.目标应有针对性和具体性　一个预期目标中只能用一个行为动词。这样更容易判断目标是否实现，也更容易评价其效果。例如，一个目标可以是"一周后患者能用健侧手梳头"。这样的目标明确、具体，容易实现和评价。

5.制订目标时，应让服务对象参与其中　这有助于提高服务对象的积极性和参与度，使他们认识到对自己的健康负责不仅是医护人员的责任，也是他们自己的责任。通过参与目标的制订，服务对象更有可能在护理过程中保持积极配合的态度。

6.在制订目标时，应考虑到时间限制　时间限制是指目标的实现需要在一定时间内完成，这有助于保证目标的可行性和现实性。如2日后、1小时内、出院前等，为确定评价时间提供依据。

四、制订护理措施

护理措施(nursing interventions)是护士为帮助护理对象达到预期目标所采取的具体实施方法。护理措施的制订是建立在护理诊断本身及其所陈述的相关因素的基础上，结合评估得到的患者的具体情况，运用知识、经验作出决策的过程。

(一)护理措施的类型

1.依赖性护理措施　即护士执行医嘱的护理措施，如遵医嘱给药、更换伤口敷料等。护士执行的措施是由医生直接制订的。护士并非机械地执行，而是要求护士具备一定的知识和技能，安全有效的执行。如静脉留置针输液要求护士具备相应的技能的同时，还能预测可能出现的后果及并发症。

2.合作性护理措施　指护理人员与其他医务人员相互合作共同完成的护理措施。例如护士与营养师共同制订符合糖尿病患者的饮食计划。

3.独立性护理措施　指护士不依赖医嘱，能够独立完成的护理措施，如护士协助长期卧床的患者翻身、指导患者抬高水肿的肢体、指导腹部手术后的患者咳嗽时保护切口等。

(二)制订护理措施时的注意事项

1.护理措施应保证患者的安全　护士为服务对象提供护理的过程中，首先要保护服务对象的安全。如协助冠心病患者下床活动时，应逐渐增加活动时间和强度，不能使其过度劳累，以免诱发心绞痛。

2.护理措施应有针对性　护理措施应针对护理诊断提出的原因而制订，其目的是达到预期的护理目标。如支气管炎患者有"清理呼吸道无效：与痰液黏稠，无力排痰有关"的护理诊断，目标是患者能够顺利咳出痰液，但如果措施是教给患者如何预防气管炎，就不合适了。

3.护理措施应切实可行　制订时需考虑以下几个方面。

(1)患者的具体情况：整体护理强调要为患者制订个体化的护理方案，护理措施要符合患者的年龄、体力、病情等情况。

(2)护理人员的构成情况：是否有足够的护理人员，护理人员的知识、技术水平是否能完成所制订的护理措施，这些也是制订护理措施时要考虑的。

(3)医院的设施、设备情况：现有的医疗条件是否能保证护理措施的实施。

4.护理措施要有科学依据　每项护理措施都应有依据，依据来自自然科学、行为科学、人文科学的知识，禁止将没有科学依据的措施用于服务对象。护士应依据最新最佳科学依据，结合服务对象的实际情况，运用个人知识技能和临床经验，选择并制订恰当的护理措施。

5.护理措施应具体细致、有指导性　护理措施要明确时间和内容，以便于措施的执行和检查。同时，制订措施时应参阅其他医务人员的病历记录、医嘱，意见不同时应一起协商，达成共识。如护理措施为"嘱患者多饮水"，是不正确的，患者不知道要多到什么程度，饮什么水，而应改成"嘱患者每小时饮 200mL 温开水,10 小时达 2000mL"。

6.鼓励服务对象参与制订护理措施 服务对象参与制订护理措施,能更好地配合护理措施的具体执行,以保证护理措施的最佳效果。

五、护理计划成文

护理计划成文是指将已确定的护理诊断、目标、措施按一定的格式书写成文,以便指导护理活动和评价护理活动。完整的护理病历和护理计划是对服务对象的问题作出诊断和处理的记录,能体现服务对象的病情发展过程,这不仅为护理程序的下一步实施提供了指导,也有利于医疗团队之间的沟通交流。不同医院护理计划的书写格式也不尽相同。下面介绍 2 种护理计划的书写格式。

(一)护理计划单

护理计划单的书写格式是将护理诊断、预期目标、护理措施在一个表格中列出(表 6-6)。

表 6-6 护理计划单

开始时间	护理诊断	预期目标	护理措施	停止时间
2019.06.05 8am	体温过高:与肺部感染有关	2 天内患者体温下降至正常范围	(1)遵医嘱给予抗生素治疗,观察药物的疗效 (2)每 4 小时监测生命体征 1 次,如发现体温突然升高或骤降不升时,随时记录并给予处理 (3)必要时物理降温 (4)鼓励多饮水,遵医嘱给予静脉补液及药物降温并记录降温效果 (5)出汗时随时更换衣服和被服,保持床单清洁干燥,做好皮肤和口腔护理	2019.06.07 11am

(二)标准护理计划单

护理计划的手工书写过程大约要占用护士 30% 的工作时间。于是为了缩短书写时间,减轻护士的工作负担,护理专家针对常见病和多发病的护理诊断,制订了相应的护理目标和护理措施,并用统一的形式书写,形成了标准护理计划单。这样在护理此类患者时,以此为标准,从中挑出适合该患者的部分即可。标准护理计划单中缺少的个别护理诊断、预期目标和护理措施,可作为附加的护理计划补充在标准护理计划单后面的空白处,以构成一份完整的护理计划单,保存在护理病历中。

这两种形式的书写各有利弊。第一种方式是护士根据服务对象的具体资料制订的个体化方案,在制订过程中护士要不断运用所学知识,积极思考;缺点是需花费较多时间书写。第二种方式可以减少护士的书写时间,减轻工作负担,而且给全体护士提供了统一的护理标准,从而提高了护理质量,较适合临床实践;缺点是忽视了服务对象的个体性。

护理计划明确了服务对象健康问题的轻、重、缓、急及护理工作的重点,确定了护理工作的目标,制订了实现预期目标的护理措施,为护士解决服务对象的健康问题、满足其健康需求提供了行动指南。

☞**考点提示**:护理计划的概念、护理诊断的排列原则和顺序、护理目标的分类、护理措施的类型。

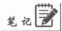

第五节　护理实施

一、护理实施的概念

护理实施(nursing implementation)是指为达到护理目标,而将计划中的护理措施付诸行动的过程。护理实施是护理程序的第四步,通过实施可以解决护理问题,并可以验证护理措施是否切实可行。此阶段,要求护士不仅具备丰富的专业知识,还要有熟练的操作技能和良好的人际沟通能力,以保证服务对象得到高质量的护理。

二、实施的过程

一般来说,实施应该发生于护理计划完成之后,但在某些特殊情况下,如遇到急诊患者或抢救对象时,护士只能先在头脑中迅速形成一个初步的护理计划并立即采取紧急救护措施,事后再补上完整的护理计划。实施的过程包括实施前的准备、实施和实施后记录3个部分。

(一)实施前准备

护士在执行护理计划之前,针对将要为服务对象采取的护理措施和方法,应思考以下几个问题,并做好准备。

1. 做什么(what)　明确每一项护理措施的目的,分析各项措施的要求与方法,确保措施安全、有效地落实。

2. 谁去做(who)　即护理措施的执行者。护理措施是护士独立完成,还是和其他医务人员共同完成,抑或是服务对象或家属在护士指导下完成,均应明确。

3. 怎样做(how)　实施时将使用哪些技能和方法,回顾技术操作规范和仪器操作的步骤。

4. 何时做(when)　根据服务对象的具体情况、健康状态,选择执行护理措施的最佳时间。

5. 在何地(where)　确定护理实施的场所,尤其对涉及患者隐私的操作,应该注意选择合适的环境,必要时准备屏风,遮挡患者,保护其隐私。

(二)实施

在实施护理计划过程中,护士需运用专业能力满足服务对象的需求,帮助其达到预期的健康目标。具体包括以下几个方面。

(1)将所计划的护理措施加以组织落实。

(2)执行医嘱,保持医疗与护理有机结合。

(3)解答服务对象及家属的咨询问题。

(4)及时评价实施的效果,观察病情,处理突发情况。

(5)继续收集资料,及时、准确地完成护理记录,不断补充和修正护理计划。

(6)与其他医务人员保持良好合作关系,做好交班工作。

(三)实施后记录

1. 记录的目的

(1)描述服务对象接受护理照顾期间的全部反应,便于其他医护人员了解服务对象的健康问题及其进展。

(2)作为护理工作效果与质量检查的评价依据。

（3）为护理科研工作提供资料和经验。

（4）为医疗纠纷的处理提供依据。

2.记录的内容 内容主要包括服务对象的健康问题及所采取的护理措施；实施措施后服务对象和家属的反应，以及护理人员观察到的结果；服务对象出现的新的健康问题与病情变化情况；服务对象身心需要及其满足情况等。

3.记录的方式 常见的记录方式有两种，叙述式和以问题为导向式。叙述式即采用文字描述进行记录的方式。以问题为导向式的记录有 PIO 格式，即由问题（problem）、措施（intervention）、结果（outcome）三词取其英文名称的第一个字母组合而成（表6－7）；还有 SOAP 格式（主观资料、客观资料、实施、评价）或 SOAPIE 格式（主观资料、客观资料、评估、计划、实施、评价）等。

表6－7 护理记录单（PIO 格式）

科别:内三　　姓名:周×× 　　床号:3　　病室:2　　住院号:010101

日期	时间	护理记录（PIO）	签名
2019－03－01	09:00	P:体温过高(39.6℃）:与肺部感染有关	李××
	09:05	I:(1)乙醇擦浴 （2)头部置冰袋 （3)嘱患者每天饮水 2000mL，进食营养丰富、易消化的食物 （4)患者大量出汗时，更换内衣、裤和床单	李××
	18:30	O:患者体温下降至38.2℃	黄××

三、实施过程中的注意事项

（1）护理活动应以服务对象为中心，尽可能地满足其需要。

（2）护理活动应以科学理论知识为依据。

（3）护理措施必须安全，严防并发症的发生。

（4）护士在执行医嘱时，应明确其意义，有疑问时应澄清后再执行。

（5）鼓励服务对象积极主动地参与护理活动。

（6）实施过程中应注意与服务对象交流，适时给予教育、支持和安慰。

（7）护士在进行护理活动时，应把病情观察和收集资料贯穿在实施过程中，根据病情变化及时调整计划，而不是机械地完成任务。

第六节 护理评价

护理评价（nursing evaluation）是将服务对象的健康状态与护理计划中的预期目标进行比较分析并作出判断的过程。评价贯穿于整个护理程序的始终，它是护理程序的最后一步，但并不意味着护理程序的结束，而是下一个护理程序的开始。通过评价可以了解服务对象是否达到预期的目标，服务对象的需求是否得到满足。

一、护理评价的目的

1.了解服务对象对健康问题的反应 护理人员可以通过护理评价，了解服务对象目前的健康状态，以及生理、心理和行为表现是否朝向有利于健康的方向发展。

2.验证护理效果 通过护理评价，可以了解实施各项护理措施后，服务对象的需求是否满足，健

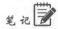

康问题是否解决,预期目标是否达到。

3. 监控护理质量　护理评价是护理质量监控的重要方法。通过对护理工作的自我评价、同行评价、护士长或护理部主任评价等,不断改进护理服务内容和方法,以达到提高护理质量的目的。

4. 为科学制订护理计划提供依据　护理评价可以了解护理诊断是否正确,预期目标是否合适,护理措施执行情况及各种护理措施的优缺点等,护士通过对护理评价的记录,为科学制订护理计划提供依据,为护理研究和发展护理理论提供资料。

二、护理评价的方法

1. 调查法　常用座谈、访谈、问卷等。
2. 对比法　常用自身对比和相互对比。
3. 观察法　通过对患者床边实地观察,记录某些现象和数据,然后进行分析比较,以此评价效果。
4. 统计分析法　应用统计学原理处理调查数据,并应用统计学指标进行描述和分析,以此评价效果。

三、护理评价的步骤

(一)建立评价标准

护理评价主要针对预期目标,即判断护理效果是否达到护理计划中所确定的预期目标。预期目标可指导护士确定评价阶段所需收集资料的类型,并提供判断服务对象健康状态达标与否的标准。如预期目标是患者在手术后 3 天能自行下床行走 50m。根据这个预期目标,任何护士都能明确评价时所需收集资料的类型。

(二)收集资料

为评价预期目标是否达到,护士可通过直接访谈、检查、评估服务对象、访谈家属等方法收集相关主、客观资料。收集资料的方法参考第二节护理评估部分的相关内容。

(三)判断效果

在预期目标陈述中所规定的时间期限内,将执行措施后服务对象出现的反应与预期目标进行比较,衡量服务对象的反应是否达到预期效果。

(四)分析原因

对于部分实现或未实现的目标,应该查找原因并进行分析。护士可从以下几个方面进行。

1. 评估所收集的资料是否准确、全面　收集资料的准确性会影响后面的每一步。
2. 护理诊断是否准确　导致护理诊断不准确的原因有:①资料收集不准确;②护士没有严格按照诊断依据进行诊断;③寻找的相关因素不准确;④危险性护理诊断和潜在并发症相混淆。
3. 制订的目标是否适当　如果目标超出了护理专业范围,或者超出了护士或服务对象的能力和条件,也将导致目标无法实现。
4. 护理措施的设计是否得当　如"清理呼吸道无效:与痰液黏稠有关"这一诊断,预期目标是"能够咳出痰液",但如果护理计划中没有雾化吸入这项重要措施,则目标不易实现。
5. 措施执行是否有效　临床护理工作中,由于种种因素,可能会导致计划未被有效执行。原因是多方面的,比如服务对象病情出现了变化,或不具备实施计划所需要的客观条件等。

(五)重审计划

经过重新收集资料,并将服务对象现在的健康状况与预期目标对照之后,应根据其当下的健康状况对护理计划及时调整。其调整包括以下几种方式。

1.停止　目标全部实现,即已解决护理问题,其相应的护理措施可以停止。

2.修订　目标部分实现或实现,要对原因进行分析,找出问题所在,然后对护理诊断、预期目标、护理措施中不恰当的地方加以修改。

3.删除　对潜在的护理问题,经过分析或实践验证,若未发生,则给予删除。

4.增加　评价本身也是一个再评估过程,若所得到的资料表明服务对象出现了新的护理问题,应将新的护理诊断及其预期目标和护理措施加入护理计划中来。

四、评价与护理程序中其他步骤的关系

评价的基础是评估,只有评估获得全面真实的资料,才能进行有效的评价。评价标准在判断预期目标是否实现的过程中起重要作用,如果标准不科学、不可行,导致评价时判断失误,也会进一步影响护理计划的修订。没有评价也就无法体现护理程序的连续性。

护理程序作为一种科学的工作方法和理论框架,对临床护理实践、护理管理、护理教育、护理科研、护理理论都产生了积极影响,护理程序本身也是护理学作为一门专业的重要标志之一。

（张苹蓉　周珺）

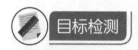 目标检测

参考答案

【A1 型题】

1.一般收集患者资料时最主要来源是( )。

　　A.患者自己　　　　　　　　B.患者家属及朋友　　　　　　C.病历及各种检查报告

　　D.检索文献资料　　　　　　E.其他医务人员

2.护理诊断 PSE 公式中 S 代表( )。

　　A.服务对象的健康问题　　　B.症状与体征　　　　　　　　C.服务对象的既往病史

　　D.服务对象的主诉　　　　　E.健康问题的相关因素

3.以下属于健康性护理诊断的是( )。

　　A.语言沟通障碍　　　　　　B.有感染的危险　　　　　　　C.母乳喂养有效

　　D.清理呼吸道无效　　　　　E.腹泻

4.慢性肺心病的患者的心理社会状况评估内容不包括( )。

　　A.治疗方案　　　　　　　　B.工作情况　　　　　　　　　C.经济情况

　　D.社会关系　　　　　　　　E.家庭关系

5.以下为主观方面健康资料的是( )。

　　A.血压 125/99mmHg　　　　B.头昏眼花　　　　　　　　　C.骶尾部皮肤破损 2cm×2cm

　　D.膝关节红肿、压痛　　　　E.肌张力 2 级

6.下列属于护理程序计划阶段的内容是( )。

　　A.分析资料　　　　　　　　B.提出护理诊断　　　　　　　C.实施护理措施

　　D.确定护理目标　　　　　　E.评价患者反应

【A2 型题】

7.陈某,男,56 岁,因左下肢骨折入院,给予患肢持续牵引复位。患者情绪紧张,主诉患肢疼痛,评估患者后,护士小张首先应解决的健康问题是( )。

A. 躯体移动障碍   B. 焦虑   C. 生活自理缺陷

D. 疼痛   E. 有皮肤完整性受损的危险

8. 钟某,女,近日感觉全身不适到医院就诊,门诊护士巡视时发现她面色苍白,出冷汗,呼吸急促,主诉腹痛剧烈,急诊医生处理后,钟某留住急诊观察室。在评估该患者时,下述客观资料是( )。

  A. 腹痛剧烈   B. 面色苍白   C. 感到恶心

  D. 心慌不适   E. 浑身无力

【A3 型题】

(9～11 题共用题干)

患者,女,65 岁,患 2 型糖尿病 15 年,皮下注射胰岛素控制血糖。入院时大汗淋漓、高热、呼出气体有烂苹果味。住院治疗 2 周,血糖控制到正常范围。

9. 患者"呼出气体有烂苹果味",收集此资料的方法属于( )。

  A. 视觉观察法   B. 触觉观察法   C. 听觉观察法

  D. 味觉观察法   E. 嗅觉观察法

10. 患者认为出院后不需监测血糖,此时患者的主要护理问题是( )。

  A. 有感染的危险   B. 潜在的并发症:血糖升高   C. 知识缺乏

  D. 食欲下降   E. 不合作

11. 下列护理诊断为 PSE 格式的是( )。

  A. 潜在并发症:糖尿病酮症酸中毒。

  B. 知识缺乏:缺乏糖尿病并发症的知识。

  C. 有感染的危险 与患者机体抵抗力下降有关。

  D. 体温过高:体温 39.8℃与感染有关。

  E. 气体交换受损 与缺血有关。

(12～14 题共用题干)

患者,女,50 岁,因子宫肌瘤入院治疗,住院期间,患者情绪紧张,坐立不安。主诉腹部疼痛。

12. 评估患者后,护士应首先帮助患者解决的健康问题是( )。

  A. 焦虑   B. 疼痛   C. 生活自理缺陷

  D. 有皮肤完整性受损的危险   E. 潜在的并发症:感染

13. 针对该患者的病情,护士遵照医生的医嘱给患者肌内注射药物进行治疗,请问该护理措施是属于( )类型。

  A. 独立性护理措施   B. 相互依赖性护理措施   C. 依赖性护理措施

  D. 指导－合作性护理措施   E. 合作性护理措施

14. 子宫肌瘤是( )。

  A. 合作性的护理诊断   B. 医疗诊断   C. 现存的护理诊断

  D. 危险的护理诊断   E. 健康的护理诊断

【A4 型题】

(15～20 题共用题干)

患者,男,54 岁,干部,因心前区压榨样疼痛 4 小时不缓解,并伴有濒死感,速来院急诊。

15. 护士收集的( )资料是患者的既往史。

  A. 家庭史   B. 职业   C. 吸烟史

  D. 生活习惯   E. 心绞痛史

16. 此患者存在的最主要护理问题是( )。

  A. 疼痛   B. 焦虑   C. 活动无耐力

  D. 潜在心律失常   E. 潜在感染

17. 针对此患者的护理问题,下列护理目标陈述正确的是( )。

  A. 患者恢复正常

B.24 小时内患者自诉心前区疼痛减轻

C.患者疼痛有所缓解

D.患者住院期间不感觉疼痛

E.患者精神状态良好,没有疼痛

18.针对此患者正确的护理诊断陈述是(　　)。

A.焦虑:与恐惧有关

B.疼痛:与心排血量减少有关

C.潜在的并发症

D.有感染的危险:与机体抵抗力降低有关

E.活动无耐力

19.此患者的信息资料中(　　)是主观资料。

A.男性　　　　　　　　　B.压榨样疼痛　　　　　　　C.54 岁

D.干部　　　　　　　　　E.来院急诊

20.患者经过一段时间的治疗后,即将出院,出院前护士长对该患者进行了问卷调查,以了解患者对护理的满意度,促进护理质量的提高。此护士长采取的评价方法是(　　)。

A.统计分析法　　　　　　B.观察法　　　　　　　　　C.对比法

D.调查法　　　　　　　　E.回顾性研究

第七章 护理科学思维方法与决策

课件　　思维导图

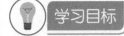

素质目标：具备护理科学思维能力和科研创新意识。

知识目标：掌握评判性思维、临床护理决策、循证护理的概念；熟悉评判性思维的特点及构成要素，临床护理决策的类型及步骤，循证护理的基本要素及实施步骤；了解评判性思维在护理临床实践中的应用，循证护理的特征。

能力目标：运用评判性思维对临床护理问题进行分析，并做出正确、合理的护理决策。

案例导学

　　王某，男，50岁。因肺癌术后化疗，经左臂正中静脉置入中心静脉导管，行X线检查后确认导管放置良好。置管3个月后，来院进行导管维护。护士小刘在进行输液冲管时，感到推注有阻力，回抽无回血，患者主诉穿刺点上方疼痛，小刘立即查看发现穿刺点上方水肿、臂围增粗，询问患者近期状况，患者主诉近一周内感心慌，颈部、胸部及置管上肢有酸痛感。小刘根据患者的主诉，结合上述症状，在征得患者同意后给予拔管。拔管时无阻力，但只拔出4cm长的导管。护士小刘考虑存在导管断裂的可能，立即给予腋下扎止血带，告诉患者患侧肢体制动，呼叫医生急行床旁影像学检查。经手术后，成功将剩余导管取出。

　　请思考：

　　1.护士小刘的做法得当吗？

　　2.如果你是小刘，你会如何思考和判断这样的情况？

案例导学解析

第一节　评判性思维

　　在护理实践过程中，护士经常面临复杂的临床护理问题，需要运用科学思维来独立思考，从多个角度认识、分析问题，作出正确判断，从而提高护理工作的科学性、合理性及实效性。

一、概述

（一）思维

　　1.思维的概念　思维是人脑对客观事物间接的、概括的反映，是借助语言实现的、能揭示事物本质特征及内部规律的理性认识活动，属于认知过程的高级阶段。具体来讲，思维是人脑在感知的基础上，对所有获得的信息进行比较、分析、抽象、判断、推理的认识过程。

　　2.思维的特征　包括以下几方面。

　　（1）概括性：思维最显著的特性是概括性。思维之所以能揭示事物的本质和内在规律性的关系，主要来自抽象和概括的过程，即思维是概括的反映。思维的概括性主要体现在2个方面：①在大量感性材料的基础上，对一类事物的共同特征的认识。如不同组织部位的炎症表现各异，但大都有红、肿、热、痛、功能障碍的病理改变。②对事物之间的规律性内在联系的认识。

(2)间接性:指人们借助于其他事物或已有的知识经验对客观事物进行间接的认知。例如,护理人员观察到患者呼吸浅快、呼气延长、发绀,可间接地判断其存在呼吸困难。临床上护理人员对患者的判断主要依靠的是思维的间接性。

(3)逻辑性:思维具有的逻辑性特征是一种抽象的理性认识,思维过程有一定的形式、方法,并按一定的规律进行。

(4)物质属性:人要进行思维,首先必须具备思维的物质基础,即大脑这一思维器官,因此,思维具有物质属性。当大脑发育不健全或大脑有疾病时,个体不能进行正常的思维活动。

(二)科学思维

1.科学思维的概念 科学思维是人类智力系统的核心,是在学习、认识、操作和其他活动中所表现出来的理解、分析、比较、综合、概况、抽象、推理、讨论等所组成的综合性思维。

2.科学思维的方法 包括以下几种。

(1)观察:是科学思维过程中常用的方法。观察的任务是系统全面地观察现象、记录真实、揭露矛盾,从观察到的事物外部行为及各种事实,寻求内在的变化规律,为科学思维提供依据。观察既可以在自然环境中进行,也可以在预先设置的情境中进行。

(2)归纳和演绎:归纳是从个别或特殊的知识中概括出一般性知识(原则、规律、原理)的思维方法,如护理工作中的各种疾病的护理常规。演绎是从一般性知识引出特殊或个别性知识的思维方法,如从妇产科护理常规引出对某一位具体患者的护理方法。

(3)分析和综合:分析是把客观对象分解为各个部分、单元、环节及要素,并认识各部分在整体中的地位和作用的思维方法。如对某教学医院病房护理工作做评价时,将其分解为护理管理、护理教育、临床护理、护理科研等不同的部分加以考察,并认识每一部分的地位、作用、发展及存在的问题。综合是在分析的基础上,把认识对象的各个部分有机地结合成整体,认识对象整体性质的思维方法。

二、评判性思维的概念

评判性思维(critical thinking,CT)又称批判性思维,指个体在复杂情境中,在反思的基础上灵活运用已有知识和经验进行分析、推理,作出合理的判断,在面临各种复杂问题及各种选择时,对问题的解决方法进行选择和取舍。从护理的角度来看,护理评判性思维是对临床复杂护理问题所进行的有目的、有意义的自我调控性的判断、反思、推理及决策的过程。

美国哲学家、心理学家、教育家约翰·杜威首次提出了评判思维的概念,被誉为"现代评判性思维之父"。在20世纪80年代以后,评判性思维作为一种新的思维方式被引入护理领域,受到护理学界的高度重视。我国护理学界也从20世纪末开始加强对护士评判性思维能力的培养。

☞考点提示:思维、科学思维、评判性思维的概念。

三、评判性思维的标准和特点

(一)标准

评判性思维的标准包括智力标准和专业标准,明确评判性思维的标准,能使护理人员的思维更为可靠、有效,从而作出恰当的临床护理决策。

1.智力标准 指评判性思维应该具有的智力特点。评判性思维普遍适用的智力标准包括14项内容,即评判性思维应具有清晰、准确、详尽、正确、相关、可靠、一致、合理、深入、概括、完整、有意义、适当和公正的特点。

2.专业标准 评判性思维的专业标准包括伦理标准、评价标准及专业职责标准。

（1）伦理标准：指护理人员在护理实践中以关怀、人道及负责的态度面对患者，以职业道德伦理标准作为行为指南。护理人员在护理实践中的伦理决策与日常生活的决策不同，必须遵守相关的职业伦理规范。随着科学技术的不断发展，对患者的护理已不仅局限于单纯应用科学知识，更要考虑相关的伦理问题，护理人员面临着越来越多的伦理难题。因此，护理人员在评判性思维过程中要有意识地明确自己的信念及价值观，同时了解患者、家属、同事对临床具体问题的不同观点，在专业价值观及伦理要求指导下，作出公正、符合患者意愿，并有利于患者健康的护理决策。

在进行评判性思维时，护理人员需要运用自主、公正、诚实、仁慈、保密、负责的伦理原则对临床护理决策进行指导。自主原则指相信护理人员有权根据自己的价值观和信仰，在没有外来压力的情况下获得足够信息，对所有解决问题的方法进行考虑、判断，进而作出法律范围内的恰当决策；公正原则指护理人员应公正地对待所有患者；诚实原则指护理人员应告知患者真实的情况；仁慈原则是指护理人员在实践中要具有乐于尊重他人利益、避免伤害他人的意向；保密原则指护理人员要尊重患者对隐私保密的需要；负责原则指护理人员愿意对自己的行为结果负责。

（2）评价标准：指以相关临床机构和专业组织发展所制定的护理标准为基准的相关评价标准。护理人员在日常工作中经常用到的评价标准可分为三类：第一类是对有关临床现象的正确识别标准，如护理人员在评价患者头晕的特征时，要考虑头晕的发作时间、持续时间、部位、严重程度、类型、表现、促进因素、缓解因素以及其他症状等评价标准；第二类评价标准是对药物治疗过程中相关现象的正确识别标准，如护理人员在评价药物治疗的效果时，要运用症状和体征的改变、药物有无副作用，以及达到预期效果的程度等评价标准；第三类是对患者健康教育效果进行有效识别的标准，如患者是否能够复述所学知识，正确实施所学技能，能否在家有效运用所学知识和技能等。

（3）专业责任标准：需明确护理人员在提供护理服务中承担的责任和义务，参考国家的相关指导方针、护理实践中明确规定要达到的标准、专业学会制订的实践指南及专业组织的实践标准。

（二）特点

1. 主动性　评判性思维是一种自主性思维，思维者不是盲从于他人的行为或被动接受"权威"观点，而是积极参与相应的活动中，主动运用已有的知识、经验和技能，对外界的信息、他人的观点或"权威"的说法进行积极的思考，作出合理的分析与判断。

2. 独立性　质疑是思考的原动力，是解决问题的基础。护士需要通过不断提出问题和解决问题，对自己或他人的思维过程进行个性的、独立的思考，逐渐完善自己的思路，在广泛收集和甄别证据的基础上，作出独立客观的判断与决策，进而逐步提高自己独立发现问题和解决问题的能力。

3. 创新性　现代护理发展要求护理工作应该具有主动性和创造性。评判性思维通过整合已有的概念、规律，对思维对象中不合理的部分大胆否定，使思维进一步明晰化，促进认识和实践的发展，进而产生创造性的想法和见解，推动护理新理论、新知识、新技术和新材料的变革与发展。

4. 反思推理性　反思和推理是评判性思维的实质过程。评判性思维通过提出问题、深入探究而进行变革与创新。在此过程中，需要有不断反思的意识和批判的精神。在临床实践中，当护士对问题进行鉴别思考、对假说进行验证、对决策进行选择时，必须进行严格精确的反思和推理。

5. 审慎开放性　护理程序是评判性思维在临床护理实践中的具体应用。在运用评判性思维思考和解决问题时，需要审慎而广泛地收集资料，分析并寻求问题发生的原因，经过理性思考，得出结论。值得注意的是，护士在审慎思考的同时，考虑问题要有高度的开放性，要愿意听取和交流不同的观点，只有这样才能作出正确合理的推论。

☞**考点提示**：评判性思维的标准和特点。

四、评判性思维的构成要素和层次

(一)构成要素

评判性思维的构成要素主要包括智力因素、认知技能因素和情感态度因素。

1.智力因素 指在评判性思维过程中所涉及的专业知识。护理学的专业知识包括医学基础知识、人文知识及护理学知识。护士在进行评判性思维时,必须具备相应的专业知识基础,才能准确地判断护理对象的健康需要,作出合理的临床推理及决策。

2.认知技能因素 认知技能是护理评判性思维的核心。护士在进行临床护理决策时,认知技能能够帮助他们综合运用知识和经验,作出符合情境的判断。美国哲学学会提出评判性思维由六方面的核心认知技能及相对应的亚技能组成,核心认知技能为解释、分析、评估、推论、说明和自我调控。

(1)解释:指对推理的结论进行陈述以证明其正确性。在解释过程中,护士可以使用相关的科学论据来表述所做的推论。解释中包含的亚技能有分类、解析意义及阐明意义等。

(2)分析:指鉴别陈述,提出各种不同问题、概念或其他表达形式之间的推论性关系。分析中所包含的亚技能为检查不同观点、确认争论的存在及分析争论。

(3)评估:指对相关信息的可信程度进行评定,对推论性关系之间的逻辑强度加以评判。评估中所含的亚技能包括评估主张及评估争议。

(4)推论:指根据相关信息推测可能发生的情况以得出合理的结论。推论所包含的亚技能有循证、推测可能性、做结论。

(5)说明:指理解和表达数据、事件、规则、程序、判断、信仰或标准的意义及重要性。说明中所包含的亚技能包括陈述结论、证实步骤、叙述争议。

(6)自我调控:指有意识地监控自我的认知行为,进行及时的自我调整。自我调控中所包含的亚技能为自我检查、自我矫正。

3.情感态度因素 指在评判性思维过程中,个体应具备的人格特征,包括具有进行评判性思维的心理准备状态、意愿和倾向。在进行评判性思维时,护士应具有以下情感态度特征。

(1)自信负责:自信是指个人相信自己能够完成某项任务或达到某一目标,包括正确认识自己运用知识和经验的能力,相信个人能够分析判断及正确解决护理对象的问题,或是有责任为护理对象提供符合护理专业实践标准的护理服务,对护理服务进行决策,并承担由此产生的各种护理责任。在护理措施无效时,也能本着负责的态度承认某项措施的无效性。

(2)诚实公正:指运用评判性思维质疑和验证他人知识、观点时,也要用同样严格的检验标准来质疑、验证自己的知识、观点,进行客观评估和判断。在对问题进行讨论时,护士应听取不同方面的意见,在拒绝或接受新观点前,要努力全面理解新观点。当与患者的观点有冲突时,护士应重新审视自己的观点,确定如何才能达到对双方都有益的结果。

(3)好奇执着:好奇可以激发护士对患者的情况进一步询问和调查,以获得护理决策所需的信息。护士在进行评判性思维时应具有好奇心,愿意进行调查研究,对患者的情况做深入了解。由于护理实践问题的复杂性,护士常需对其进行执着的思索和研究。这种执着的态度倾向使评判性思维者能够坚持努力,在情况不明、结果未知及遇到挫折时,也会尽可能地探究问题,尝试不同的护理方法,并努力寻求其他更多的资源,直到成功解决问题。

(4)谦虚谨慎:评判性思维者认识到在护理实践中会产生新的证据,愿意承认自身知识和技能的局限性,希望收集更多信息,根据新知识、新信息谨慎思考自己的观点或结论。

(5)独立思考:评判性思维要求个体能够独立思考。在存在不同意见时,护士应独立思考,在全面考虑护理对象情况、阅读相关文献、与同事讨论并分享观点的基础上作出判断。评判性思维者在作出合理决策的过程中,也应该具有创造性。特定患者的问题常需要独特的解决方法,护士使用创造性思维的方法考虑患者的具体情况,能有效调动患者生活环境中的各种因素,促进患者相关健康问题的解决。

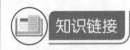

护理评判性思维的认知技能和思维习惯

2000年,美国学者芭芭拉·K.舍贲尔等人运用德尔菲法对护理评判性思维进行研究,提出护理评判性思维主要包括7项认知技能和10个思维习惯。其中,7项认知技能包括分析、应用标准、识别、寻找信息、逻辑推理、预测和知识的迁移;10个思维习惯包括自信、问题情境性、创造性、适应性、求知欲、学术的正直性、直觉性、思想的开放性、坚持不懈和反思。

(二)层次

评判性思维的层次是影响临床问题有效解决的重要因素。护士应了解自己在评判性思维中所处的层次,促进自身评判性思维向更高水平发展。评判性思维的发展由低到高有3个层次,即基础层次、复杂层次和尽职层次。

1. 基础层次(basic level)　是护士评判性思维发展的早期阶段,它是建立在一系列规则之上,是一种具体思维。在对患者进行护理时,会参照护理规范程序手册,严格遵循操作流程,不能根据患者的独特需要进行灵活调整。此期显示个体缺乏足够的评判性思维经验,可通过接受专家的不同观点和价值观指导,提高护理评判性思维能力。

2. 复杂层次(complex level)　处于复杂层次的个体开始走出权威,对问题会依据具体的情况进行独立分析并选择决策方案,能认识到问题可以有不同的解决方法,相信每种方法各有利弊。在面临复杂情况时,愿意脱离标准规程和政策束缚等进行思考,会用不同的方法来创造性地解决同一问题。

3. 尽职层次(commitment level)　此期护士在护理专业信念的指导下,以维护患者利益为基础进行专业决策,并为此承担相应的责任。其不仅要求护士对解决各种复杂临床问题的备择方案进行深度思考,还可根据备择方案的可行性来选择恰当的护理行为,并以专业的要求和原则来实施方案。

☞**考点提示**:评判性思维的构成要素和层次。

五、评判性思维在护理实践中的应用

评判性思维可以帮助护士在面临纷繁复杂的护理现象和护理问题时,进行正确反思和选择,作出最佳的护理专业决策。

素质拓展

(一)在护理教学中的应用

评判性思维应用在护理教学中,要求教师应注意发挥主导作用,充分体现学生在教育过程中的主体地位。在课堂教学过程中,鼓励学生积极参与、思考、质疑、争论,敢于大胆提出自己的独立见解,从而创造有利于培养学生评判性思维能力的教学环境。

(二)在护理临床实践中的应用

在护理临床实践中,运用评判性思维可以帮助护士进行有效的临床护理决策,为患者提供高质量的护理服务。在临床工作中,护士作出护理决策会因不同的患者或同一患者所处的不同情况而发生改变,因此,评判性思维可以是对一个特定的患者或临床情境作出判断,也可以是对选择最好的干预措施作出决策。

（三）在护理管理中的应用

护理管理是护理质量的保障,护理管理者是护理决策者和执行者。护理评判性思维应用于护理管理中,使护理管理者在决策时能有效地对传统的管理思想、方法进行质疑,对各种复杂现象、事物等进行有效的分析与判断,作出恰当的决策。

（四）在护理科研中的应用

护理科研是对护理现象探索和研究的过程,需要对各种观点、方法、现象及常规等进行思考和质疑,并在此基础上进行调查或实验,根据最新的、充分的证据,得出新观点、新方法与新模式。研究者应在护理科研中有效运用评判性思维,进行质疑、假设、推理和求证。

六、评判性思维能力的发展

护理评判性思维能力是在复杂的情境中,护士能灵活地应用已有的经验及知识,在反思的基础上对面临的问题及解决方法进行分析、推理、作出符合情境的判断并进行选择取舍。发展护理评判性思维能力通常可采用以下策略和方法。

（一）自我评估与创造环境

护士在进行评判性思维活动时,应具备积极的情感态度和不同的认知技能。护士要经常反思自己是否具备评判性思维的态度和技能,对自己形成的一些思维定势及时进行审视和剖析,作出合理、准确的临床护理决策。在护理实践中,积极创造支持评判性思维的环境,鼓励护士大胆讨论,发表不同的意见和观点,促使护士在作出结论前检验证据,避免盲目服从群体意见或观点。

（二）促进评判性思维能力发展的策略

评判性思维在高质量的护理实践中十分重要。反思训练是培养、发展护士评判性思维能力的一种重要方法。在诸多的促进评判性思维能力发展的策略中,最常用以下9个评判性思维问题,思考这些问题有助于护士根据具体的临床情境,运用评判性思维的方法作出合理的临床决策。

1. 期望达到的主要目标是什么 护理人员应清晰地描述期望在临床实践中观察的主要结果,使其思维目标明确。

2. 为达到主要目标,应解决哪些问题 为达到主要目标,护理人员需要面对一些相关问题,采取必要的行动去预防、控制或解决问题。

3. 问题发生在什么样的环境下 问题发生的时间、地点、发展情况、患者的文化背景等相关资料不同,评判性思维的方法也不相同。

4. 需要具备哪些知识 具备相应的知识基础是进行评判性思维的必备条件。临床护理决策常需要3个方面的知识:①特定问题相关的知识,如健康问题的临床表现、诊断、常见病因、危险因素、并发症及其预防和处理措施;②护理程序及相关的知识和技能,如伦理学、健康评估及人际沟通等;③相关学科的知识,如解剖学、生理学、病理生理学、药学、心理学及社会学等。

5. 允许误差的空间有多大 临床上允许误差的空间主要根据患者的健康状况和干预的风险而定。护士必须认真仔细地评估情况,审查所有可能的解决方案,作出审慎的决策。

6. 决策的时间有多少 当遇到一些很难作出决策的临床情境时,护士在允许的时间范围内,可利用尽量多的资源收集相关信息。临床护理决策的时间主要取决于护理问题的紧迫性及与患者接触的时间,应根据实际情况,确定要完成的决策及需要尽早完成的决策。

7. 可利用的资源有哪些 临床专家、护理教师、患者及其家属等,均是护士最常用的人力资源。此外,教科书、数据库及护理实践指南等资源,均可帮助护士获取评判性思维所需要的各类信息。

8. 必须考虑哪些人的观点 要找到有效解决问题的方法,必须考虑主要参与者的意见,包括患者、患者家属、重要关系人员等,其中患者的意见最为重要。

9.影响思维的因素有哪些　护士的思维会受到很多因素的影响,认识到评判性思维的影响因素可帮助护士客观地进行思考。

第二节　临床护理决策

临床护理决策是护理临床实践的重要组成部分,护理人员对患者问题的正确决策是促进患者康复的重要保证。在临床实践中,护理人员必须通过评判性思维正确解决临床问题,满足患者对康复的需要。评判性思维是决策的思维基础,而决策是评判性思维的最终目的之一。

一、临床护理决策的概述

决策(decision – making)是对不确定的问题,通过一些定量分析方法,从众多备择方案中选定最优方案的过程。

临床护理决策(clinical nursing decision)是指在临床护理实践中,由护士作出关于患者护理服务的专业决策的复杂过程,这种专业决策可以针对患者个体,也可以针对患者群体。

临床护理决策的基本含义有两层:一是备选答案多样,二是通过选择消除不确定性状态。临床护理决策既是行为过程,也是思维过程,其目的在于护士在任何时候作出的临床决策都能满足患者的需要,促进或维护患者的健康。在临床护理决策时,护理人员必须进行周密的推理,以便根据患者情况及其存在的首优问题选择最佳方案。

☞考点提示:决策、临床护理决策的概念。

二、临床护理决策的类型和模式

护理人员的工作环境复杂多变,只有恰当应用科学思维方法,尤其是护理评判性思维,以及通过相应的循证护理行为,才能在复杂的情况下对患者变化的各种情况加以认真思考,鉴别其潜在的问题。对患者表现出的症状、体征及获得的其他资料进行合理推理,才能作出恰当决策。

(一)根据护理人员对环境因素的可控程度不同分类

根据护理人员对环境因素的可控程度不同,临床护理决策可分为以下3种类型。

1.确定型临床护理决策　指在事件的结局已经完全确定的情况下护理人员所作出的决策。在此情况下,护理人员只需通过分析各种方案的最终得失,作出选择。

2.风险型临床护理决策　指在事件发生的结局尚不能确定,但在其概率可以估计的情况下作出的临床护理决策。风险型临床护理决策有3个基本条件:①存在两种以上的结局;②可以估计自然状态下事件的概率;③可以计算不同结局的收益和损失。

3.不确定型临床护理决策　指在事件发生的结局不能确定,相关事件的概率也不能确定的情况下护理人员所作出的决策。该种类型的决策依赖于决策者的临床经验和主观判断。

(二)根据护理人员与患者在临床护理决策中的角色定位不同分类

根据护理人员与患者在临床护理决策中的角色定位不同,临床护理决策可分为以下3种模式。

1.患者决策模式　指由护理人员提供各种方案的优点和风险等相关信息,患者根据自身的经验及理解独立作出选择。

2.护理人员决策模式　指由护理人员为主导,护理人员单独或者与其他医务人员一起考虑经济效益和风险进而替患者作出选择,告知患者的信息量由护理人员决定。在护理人员决策模式中,患者不参与决策过程。该模式决策的前提是护理人员知道哪种方案对患者最为合适。

3.共同决策模式　指护理人员向患者提供各种相关信息,患者提供自身的病情和生活方式以及自己的价值取向等,然后双方对相关的备择方案进行讨论,并结合实际情况(如社会、家庭、医院现实条件等因素)作出最优的选择。在共同决策模式的过程中,护理人员与患者之间始终保持互动、双向信息交流的关系,患者与护理人员都是决策者,护理人员与患者之间是一种协作关系。同时,在共同决策模式中,护理人员还承担教育患者的任务。在决策进行的过程中,护理人员首先需要客观地向患者解释,使患者具有参与决策的基本知识和思想基础。

☞**考点提示**:临床护理决策的类型和模式。

三、临床护理决策的步骤

(一)明确问题

明确问题是合理决策、正确解决问题的前提。在进行临床护理决策时,护理人员应密切观察病情、有效地和患者沟通、广泛地运用相关资源获得足够的信息,进而明确患者所面临的问题。护理人员在确定患者问题时,可从问题发生的时间、地点、发生情况、处理方法以及采取该处理方法的依据等方面进行考虑。

确定问题的过程中,护理人员要对患者的问题进行评判性分析,将患者的一系列问题放在具体临床情境中,以鉴别主要的信息和观点存在的合理性与正确性,并明确患者的核心问题、可能存在的潜在假设、支持问题证据的有效性(如证据是否带有情感性或偏见,证据是否充足等)。

护理人员在确定患者问题时,可以使用归纳推理或演绎推理等基本的逻辑思维方法。这两种认知技能有助于护理人员在临床护理实践中有效判断、分析复杂问题。

(二)陈述目标

在临床护理决策时,问题一旦确定后,就应陈述整个决策工作所要达到的目标。目标应具有针对性和可行性,并充分考虑达到目标的具体评价标准。决策者根据具体临床情境,对决策目标的重要性进行排序,建立优先等级,首先注重最重要的目标以获得主要的结果。

(三)选择方案

护理人员进行临床护理决策选择最佳方案前,应该充分搜集信息及有用证据,寻找各种可能的解决方案,并对这些方案进行正确评估。

1.寻找备择方案　护理人员根据决策目标,运用评判性思维寻求所有可能的方案作为备择方案。在护理临床实践过程中,这些备择方案可来自护理干预或护理策略等。

2.评估备择方案　护理人员对各种备择方案依据客观原则进行评估分析,在此过程中,护理人员应注意调动患者的积极性,与患者充分合作,权衡备择方案,共同选择、检验、评价各种方案。此外,还应对每一个备择方案可能产生的积极或消极作用进行预测。

3.作出选择　对各种备择方案评估后,采用一定的方法选择最佳方案。如应用列表法,将备择方案进行排列、对比,再作出选择。

(四)实施方案

在实施方案阶段,护理人员需要根据解决问题的最佳方案制订相应的详细计划来执行该决策。在此过程中,护理人员应注意制订相应的计划来预防、减少或克服在实施方案过程中可能出现的困难和问题。

(五)评价和反馈

在方案实施过程中或实施后,护理人员对所运用的策略进行评价,对策略积极和消极的结果进行检验,确定其效果及达到预期目标的程度。

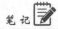

当临床护理决策的对象是群体时,护理人员应注意确定每个个体的问题,比较不同个体的情况,确定对群体最紧要的问题,预测解决首优问题需要的时间,确定如何在同一时间解决更多问题,并考虑使该群体成为决策者参与到临床护理决策当中来。

☞考点提示:临床护理决策的步骤。

四、临床护理决策的影响因素

护理临床实践的复杂性和特殊性会增加临床护理决策的困难程度。临床护理决策的影响因素主要来自3个方面,分别为个体因素、环境因素和情境因素。

(一)个体因素

在临床护理决策中,护理人员的价值观、知识及经验、个性特征决定了其在临床护理决策中的感知和思维方式不同,因而可能对患者的问题作出不同决策。

1.价值观 决策过程是基于价值观的判断。在决策过程中,备择方案的产生及最终方案的选定都受个人价值体系的影响和限制,如护理人员在收集、处理信息以及对信息重要价值的判断上要受到自身价值观的影响。护理人员在临床实践中应清楚地认识到个人的价值观和信念会影响临床护理决策的客观性。因此,护理人员应避免根据自己的喜好和风险倾向进行临床决策。

2.知识及经验 护理人员在临床护理决策中,对护理问题的评判性思维和临床决策能力受自身知识深度和广度的影响。护理人员必须具备基础科学、人文科学和护理学的知识,以便作出合理的临床决策。在每次决策过程中,护理人员都会受到既往经验的影响,包括所接受的教育和先前的决策经验,个体决策经验丰富有助于提出备择方案。护理人员的经验可以帮助其进行有效的临床护理决策,当既往经验与当前情况存在差异,而护理人员却仍然按照自己以往的经验处理问题时,就会阻碍护理临床的正确决策。

3.个性特征 护理人员的个性特征,如自信、独立、公正等,都会影响临床护理决策过程。自信独立的护理人员通常能够运用正确的方法作出正确决策。但是过于自信独立的护理人员容易忽视在临床护理决策过程中与他人的合作,因而可能对临床护理决策产生不利影响。

(二)环境因素

护理人员在临床护理决策过程中会受到周围环境的影响,这些环境因素可分为物理环境因素和社会环境因素两类。物理环境因素包括病房设置、气候等;社会环境因素包括机构政策、护理专业规范、人际关系、可利用资源等。护理人际关系的维护可以影响护理人员临床护理决策,如护理人员与医生、药剂师等其他专业医务人员经常沟通,可增加决策的科学性。

(三)情境因素

1.与护理人员有关的情境因素 护理人员在决策过程中自身所处的状态、对相关信息的把握程度会影响临床护理决策。一定程度的压力及由此而产生的心理反应能促进个体积极准备,作出恰当的临床护理决策。但是,护理人员在身体疲惫、注意力难以集中的情况下进行决策,将影响决策的正确性。

2.与决策本身有关的因素 临床护理决策过程涉及患者的症状、体征和心理行为反应及相关外部环境等诸多因素。这些因素的数量、相互之间的干扰及随时间推移的变化,均可影响决策的复杂程度。护理决策的复杂程度越高,决策的难度越大。

3.决策时间的限制 护理工作的性质决定了护理人员必须快速地进行决策,决策时间的限制促使护理人员在规定的期限内完成任务。但是时间限制太紧,容易使护理人员在匆忙之中作出不满意的决策。

☞考点提示:临床护理决策的影响因素。

五、临床护理决策能力的发展

在复杂的临床环境中,对患者作出合理的临床护理决策是护理人员应具备的核心能力之一。培养评判性思维和循证护理能力是提高临床决策科学性的重要措施。除此之外,护理人员应用以下策略可促进临床护理决策能力的发展。

1. **熟悉相关政策、法规和标准** 与诊疗护理工作相关的政策和法规能够为护士在法律规定的范围内进行临床决策提供依据。护士应学习这些政策、法规和行业标准,特别应该注意和患者健康问题相关的一些标准,如相关的规范、操作步骤及临床路径等,并以此来规范自己的行为。

2. **运用护理程序的方法** 在临床护理决策过程中,提高护士运用护理程序的能力和技巧,注意运用系统的评估方法,提高评估效率。

3. **掌握护理常用技术** 熟悉护理常用技术,如静脉注射泵、呼吸机及监护仪等的使用,有助于正确实施护理决策。

4. **注重终身学习,提高决策能力** 养成终身学习的习惯,虚心向他人学习,如向教师、专家、同学和其他护士学习,有意识地训练和提高自己的临床护理决策能力。

5. **关注患者意愿、鼓励患者参与** 护士应注意关注患者及其重要关系人的需求和意愿,在作出相关决策时鼓励他们积极参与。

第三节 循证护理

循证护理是在循证实践影响下产生的一种指导临床护理实践的观念和工作方法,循证的观念和方法帮助护理人员用科学的方法寻求信息、分析信息、利用信息,以解决临床实践中的实际问题。循证护理对促进护理决策的科学性,保证护理实践的安全性,提高护理措施的有效性,节约卫生资源具有重要的临床意义。

一、循证护理的概念

循证护理(evidence - based nursing,EBN)是随着循证医学的发展而产生的一种护理观念,是指护理人员在计划其护理活动过程中,审慎、准确、明智地将科研结论与其临床经验以及患者愿望相结合,获取证据,作出最佳临床护理决策。在循证护理实践过程中应着重考虑:①所有可获得的来自研究的最佳证据;②护理人员的专业判断;③患者的需求;④应用证据的情境。

知识链接

循证护理的发展

1991 年,加拿大麦克马斯特大学的教授迪森索首次提出"循证护理"这一护理理念。1992 年,英国成立全球第 1 个循证医学中心——科克伦中心(Cochrane Centre),并于 1993 年成立科克伦协作网(Cochrane Collaboration)。1996 年英国约克大学成立了全球第 1 个循证护理中心,随后澳大利亚 Joanna Briggs 循证护理中心的成立,是全球第 2 个循证护理中心,也是目前全球最大的推广"循证护理"的机构,下设美国、加拿大、英国、南非等 20 个海外分中心。2004 年,Joanna Briggs 循证护理中心与复旦大学护理学院合作,是 Joanna Briggs 合作组织(Joanna Briggs Institute,JBI)在全球的第 20 个合作中心,也是在我国内地成立的第 1 个中心。2012 年,北京大学医学部循证护理研究中心成立,成为澳大利亚 JBI 循证护理中心在中国内地第 2 个合作中心、全球第 72 家合作中心。

👁‍🗨**考点提示:**循证护理的概念。

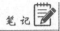

二、循证护理的基本要素

循证护理是以有价值的、可信的科学研究结果为证据,提出问题,寻找实证,用实证对患者实施最佳的护理。它包含了三个要素:①可利用的最适宜的护理研究依据;②护理人员的个人技能和临床经验;③患者的实际情况、价值观和愿望。

循证护理的核心思想是护理人员认真地、明智地、深思熟虑地运用当前所获得的最好的研究依据,同时结合护理人员本身的专业技能和多年的临床经验,并考虑患者的价值观和愿望,将三者完美结合,制订出适合患者个体需要的完整的护理方案。

知识链接

护理实践中的"实证"

在《辞海》中,"实证"一词被定义为可以证明或推翻某一结论的证据、事实或信念,因此,实证必须是可探知的和可认同的。在以"实证为基础的实践"中,实证指科研结果、临床经验以及患者需求三者的有机结合,其中科研实证通过对相关的系统研究进行系统回顾中获取。根据 AHCPR 1992 年对临床实证的分类,护理实证分为以下四类:一类实证,即通过系统文献回顾(systematic literature review)或研究趋势分析(meta-analysis)获得的多项随机控制实验性科研结果,科研设计严密,并有流行病学资料,可推荐给所有医院;二类实证,即通过至少一项随机控制实验性科研获得的实证;三类实证,即通过类实验性科研获得的实证,科研设计比较严密,科研在不同场合得以重复,可推荐给符合条件的医院;四类实证,即通过定性研究或描述性研究获得的实证,或来源于护理专家的临床经验,或专家组的报告,可供医院参考。

☞**考点提示:**循证护理的基本要素。

三、循证护理实践的意义

1. 提高护理工作的效率　循证护理能提高护理工作质量以及卫生资源配置的有效性,从而适应我国经济文化迅速发展,满足公众医疗卫生健康服务需求。

2. 促进护理科研成果在护理实践中的应用　我国护理事业虽然取得了长足进步,但护理研究的成果仍未得到广泛应用。护理人员缺乏系统、集中而精简地获取科研成果的途径。医疗机构也常为确保安全而限制某些护理科研成果的推广及应用。循证护理以自我反省、审查、同行认证的方式评价护理研究结果,因而能有效促进护理科研成果在护理实践中的应用。

3. 促进护理科研和论文水平的提高　循证护理利用一系列客观且准确评价科研文献质量的标准,将达到标准的论文列入统计分析及推广应用的范畴,能有效促进我国护理科研和论文水平的提高。

4. 促进卫生事业的发展　从社会环境考虑,目前更多患者要求深入了解自身病情并参与医疗决策的制订。循证护理的实施有助于确保优质的医疗护理质量,促进我国卫生事业的发展。

四、循证护理实践的步骤

(一)明确问题

需要明确的问题包括实践问题和理论问题。实践问题指由护理实践提出的对护理方式的质疑,以一个可以回答的问题形式提出来,例如:保持伤口干燥促进创伤愈合还是保持伤口湿润有利于创伤愈合? 理论问题是指与实践有关的前瞻性的理论问题,例如:一名股骨颈骨折伴下肢深静脉血栓患者,护士需为该患者提供的健康教育内容是什么? 通常实践和理论这两方面的问题,难以严格区分。

（二）寻求证据

根据临床问题，确定检索关键词，对检索到的文献内容真实性、可行性、适用性及其临床重要性和有效性进行汇总分析，寻求最好的研究证据。

（三）筛检与评鉴证据

检索到的原始文献是进行系统评价的基础，每一篇文献对系统评价的贡献是不同的。敏感性分析和定量分析时应给予文献不同的权重值，确定一篇文献权重值的大小，要用临床流行病学和循证医学中评价文献质量的原则和方法进行严格评鉴，这是循证护理的关键环节。严格评鉴主要包括对研究的内在真实性和外在真实性评价。在文献评价的过程中，更强调对内在真实性的评估。高质量的研究会使研究结果更接近真实。

（四）传播证据

通过各种途径和媒介，例如开展培训、组织讲座、发表论文、散发材料、利用网络等形式，将所获得的证据推荐给临床实践机构和专业人员，为临床护理实践提供实证，倡导循证护理的开展。

（五）应用证据

将最佳证据应用于临床实践，并与临床专业知识和经验、患者的需求和偏好相结合，根据临床情境，作出最佳的临床决策。设计合适的观察方法并在小范围内实施试图改变的实践模式，如临床研究、特殊人群的试验性调查、模式改变后的影响和稳定性的调查、护理新产品的评估、成本效益分析、患者或工作人员问卷调查等。

（六）评价证据

在应用证据的同时，注意观察其临床效果，必要时开展进一步研究。循证护理是一个动态发展过程，须在实施后评价证据应用后的效果。效果评价的反馈有助于护理研究质量的提高，使循证护理更丰富、更确切。循证护理并不单指利用系统评价后的护理文献就作为制订护理措施的依据，还应利用医院现有的各种诊断、监护、治疗、仪器的客观指标作为制订护理计划的依据，并依据临床客观指标对护理效果进行评价。

☞考点提示：循证护理的步骤。

五、循证护理实践应注意的问题

目前我国护理领域对循证护理的认识不断深入，开展循证护理对推动我国护理学科的发展起到了积极的作用。但是在循证护理实践中尚存在一些误区和偏差，需引起护理人员的重视。

（一）正确理解循证护理的核心思想

循证护理的核心思想是运用现有的最佳研究证据，结合护士的经验、患者的需求，为患者提供科学有效的服务。目前我国循证护理领域存在的主要误区：一是将循证护理简单等同于将文献检索后的结果应用于临床实践，缺乏对文献严格的筛查和质量评价；二是将循证护理等同于开展原始研究，未理解循证护理强调"利用来自研究的外部证据"的真正含义。

（二）正确理解最佳证据的含义

最佳研究证据是来自设计严谨、具有临床意义且经过严格筛选与评价的研究结论。循证护理所遵循的证据并不仅仅局限于随机对照试验。护理学科人文特点决定了在护理领域的很多情形下，采用随机对照试验存在较大的难度，其他类型设计严谨的研究亦可提供较强的证据。

（三）正确应用研究证据

护士在临床遇到实际问题应用研究证据时，应根据患者的具体情况，结合自身的临床经验，判断患者从研究证据中受益的可能性及其安全性,经综合判断后作出适合患者的最佳临床决策。

（四）正确利用评价反馈

循证护理是一个动态发展的过程,须在实施后评价证据应用后的效果。效果评价反馈有助于提高护理质量,使得循证护理更丰富、更确切。与此同时,护士也可通过效果评价,对循证护理实践进行反思改进,促使自己不断更新现有的知识结构,提升发现问题和解决问题的能力。

护理学科的发展对护士提出了越来越高的要求,护士评判性思维能力作为临床决策和解决问题的思维基础,已成为护理职业能力的重要组成部分,是护士为患者提供安全、有效护理的保证。在学习和护理实践中,唯有突破思维定势,通过循证护理等方式,不断拓展思维、提高评判性思维与解决问题的能力,方能在复杂的情境下最终作出合理的判断、正确的取舍和最佳的决策。

（胡 丹）

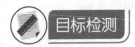

参考答案

【A1 型题】

1. 思维的特征不包括（　　）。
　　A. 间接性 　　　　　　　　　B. 逻辑性 　　　　　　　　C. 概括性
　　D. 具体性 　　　　　　　　　E. 物质属性

2. 下列不属于护理评判性思维构成要素的是（　　）。
　　A. 知识基础 　　　　　　　　B. 临床经验 　　　　　　　C. 态度
　　D. 知识技能 　　　　　　　　E. 制订决策

3. 成立全球第一个循证护理中心的国家是（　　）。
　　A. 美国 　　　　　　　　　　B. 英国 　　　　　　　　　C. 德国
　　D. 加拿大 　　　　　　　　　E. 澳大利亚

4. 对循证护理理解正确的是（　　）。
　　A. 循证护理可以促进科学的临床护理实践
　　B. 循证护理可以促进有效的临床护理实践
　　C. 循证护理有利于制订科学有效的临床护理决策
　　D. 循证护理顺应了医疗卫生领域有效利用卫生资源的趋势
　　E. 上述内容均正确

5. 下列不属于循证护理基本要素的是（　　）。
　　A. 最佳研究证据 　　　　　　B. 护士的临床经验和技能 　C. 患者的价值观
　　D. 评判性思维能力 　　　　　E. 患者的愿望

6. 护理人际关系中影响护理临床决策的因素是（　　）。
　　A. 个体因素 　　　　　　　　B. 情感因素 　　　　　　　C. 社会因素
　　D. 环境因素 　　　　　　　　E. 情境因素

7. 护理临床决策的步骤不包括（　　）。
　　A. 个体目标 　　　　　　　　B. 陈述目标 　　　　　　　C. 选择方案
　　D. 实施方案 　　　　　　　　E. 评价反馈

8. 评判性思维的实质过程是（　　）。
　　A. 反思和推理 　　　　　　　B. 理性思维 　　　　　　　C. 自我修正
　　D. 护理程序 　　　　　　　　E. 决策

【A2 型题】

9. 李某,女,35 岁,因腹痛入院。护士观察到患者呼吸浅快、呼气延长、发绀,因此判断患者存在呼吸困难。作出此种判断主要依据的思维是(   )。

    A. 概括性   B. 间接性   C. 逻辑性

    D. 物质性   E. 创造性

10. 王某,女,86 岁,因"纳差、咳嗽、嗜睡 15 天,加重 2 天"入院。患者既往有 2 型糖尿病病史 2 年,脑梗死后遗症,长期卧床,血糖控制欠佳。入院时患者神志清,精神状态差,进食量少,营养较差,自带压疮,右侧外髋部压疮面积约 6cm×6cm,压疮评分 9 分,随机血糖 10.0mmol/L,糖化血红蛋白 7.0%,白蛋白 26.6g/L。护士在做临床护理决策时,借助以往经验和当前实际情况可作出正确决策,这体现(   )因素。

    A. 价值观   B. 知识和经验   C. 个性特征

    D. 情境   E. 环境

【A3 型题】

(11、12 题共用题干)

李某,男,48 岁,3 日前因肺感染入院。入院后测生命体征:体温 37.2℃,脉搏 110 次/分,呼吸 16 次/分,血压 90/55mmHg,目前患者精神欠佳,睡眠一般,纳差,进食量少,近数日未解大便,小便量少,体重无明显变化。

11. 护士小张运用临床护理决策的第一步是(   )。

    A. 明确问题   B. 陈述目标   C. 选择方案

    D. 实施方案   E. 评价和反馈

12. 此案例中,如运用评判性思维的核心认知技能,则不包括(   )。

    A. 解释   B. 分析   C. 评估

    D. 独立思考   E. 说明和自我调控

第八章　文化与护理

课件　　思维导图

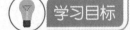

素质目标：具备高度的职业道德和责任心、良好的沟通交流能力，尊重和关爱患者。

知识目标：掌握文化、文化休克的概念以及文化休克的过程；熟悉跨文化护理理论的概念和内容；了解文化休克产生的原因。

能力目标：能通过所学知识说明患者如何预防文化休克。

案例导学

孙某，男，61岁，华侨，平时身体健康。在国内旅游期间因突发心前区疼痛，并向左肩放射，伴有恶心、呕吐、大汗淋漓、呼吸困难，遂急诊入院。经检查诊断为急性广泛前壁心肌梗死。孙某对住院很不适应，表现为孤独、退缩、多疑，甚至发怒。

请思考：

1. 作为该患者的责任护士，你认为他出现了哪种问题？

2. 为了提供更有效的跨文化护理措施，你可以提出哪些问题来正确评估患者的文化背景？

案例导学解析

随着社会的发展，医学模式的转变，以"人的健康为中心"的护理模式已成为护理发展的必然趋势。在这种模式下要求护士在临床护理工作中应综合考虑患者生理、心理、社会、精神和文化等各方面因素，准确理解患者的各种行为，满足患者的文化需求，为患者提供适合其文化背景的护理。

第一节　文化的基本概念

文化是一个多元化的概念，它包括了信仰、价值观、传统习俗等多个方面。在护理工作中，由于不同文化背景下的个体对健康和护理的认知及需求存在差异，因此，我们需要了解不同文化背景下的患者需求，以提供高质量的护理服务。

一、文化概述

（一）文化的概念

文化是一种社会现象，它是由人们长期创造和演变而成的产物。它是在某一特定群体或社会生活中形成的，并为其成员所共有的生存方式的总和，包括价值观、语言知识、信仰、艺术、法律、风俗习惯、风尚、生活态度及行为准则，以及相应的物质表现形式。

（二）文化的特征

文化是一个复杂概念，具有以下特征。

1.象征性 具有广泛意义,这种意义往往超越了其直接表征的范围。例如,黄色作为一种颜色,在文化中具有丰富的象征意义。在中国传统文化中,黄色居于五色之中,被视为帝王之色,代表着尊贵和权威。

2.传递性 文化具有传递性,一旦文化形成,它便会被人们模仿和应用。这种传递过程包含两个方向:纵向传递和横向传递。纵向传递是指文化在时间上的,即由一代传递给下一代;而横向传递则是指文化在不同地域和民族之间的传播。

3.时代性 生产方式随时代变迁,直接影响文化的演变,使文化成为特定时代的独特印记。因此,我们可将文化划分为原始文化、中世纪文化、传统文化及现代文化等不同类型。

4.超时代性 文化的超时代性表现为某些具有鲜明时代特色的文化可以超越其原始时代,与新兴文化并存,并由此产生新旧文化间的冲突。

5.继承性 在文化的发展过程中,继承是为了保持文化的传承与发展,文化也必须要有继承性的表现。这既是对传统文化的尊重,也是对未来文化发展的铺垫。

6.变异性 在文化的发展过程中,变异性是指文化在发展过程中需要不断地创新与变异以适应时代的需求。

7.地域性 不同地区的人们在历史、环境、传统和习惯等方面存在差异,从而形成了具有地域特色的文化。地域性文化的影响体现在语言、饮食、宗教和价值观等多个方面。

8.超地域性 文化的超地域性是指文化在传播过程中超越了地理、民族、语言的界限,成为不同人群共同认同和交流的纽带。超地域性表现在许多方面,例如,在饮食方面,各国的美食文化也在全球化的大背景下相互交融,形成了世界各地的特色餐厅和国际化的美食节。

9.超自然性 文化与人及其活动紧密相关,涵盖了人类创造的所有物质和非物质财富。换言之,在自然界中本不存在文化,但自从有了人类,经过人类"耕耘"的一切事物便都属于文化的范畴。

10.超个人性 文化的超个人特性体现在,尽管个人具有接受和创造文化的能力,但形成文化的根本力量并不仅仅局限于个人。文化并非对个体的简单描述,而是体现了一个群体或类别的共同本质和现象。那些仅反映个体特征的现象并不属于文化现象的范畴。

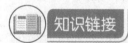 知识链接

从中西方神话的差异看中国文化的特质

神话是初民生活经验和思想智慧的结晶。每个民族的神话都是该民族文化精神的载体,反映了其先民的世界观、道德观和审美观,决定了该民族的精神风貌和性格特点。中国神话蕴含着中华民族的文化基因,化育着中国人的道德人格、精神气质和审美意向。

作为文明的代表,中国神话和西方神话的差异体现了东西方文化价值取向的不同,展现了中华民族与西方各民族迥异的性格特征、思想方式和行为方式,更使中国文化具有了自身独有的特质,即重视道德伦理,强调"天人合一",追求内在超越,崇尚人类和平。

(三)文化的功能

文化的主要功能体现为多元化,其具体表现如下。

1.传承功能 文化蕴含着丰富多样的历史记忆和传统知识,正是通过这一载体,我们得以追溯过去的文明成就、智慧和经验教训。这种传承不仅帮助我们深入了解自身的根源,还有助于我们明确自我身份的认同。

2.促进社会交流 每个民族通过深入研究和学习不同文化,能够拓宽视野,更深入地理解世界文

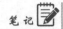

化的多样性。同时,文化交流在促进不同群体间的相互理解与尊重方面发挥着至关重要的作用。

3. 培养个人品质和价值观　作为人类共同的精神财富,文化通过人们的互动与交流,潜移默化地影响着个体品质和价值观的形成。通过深入了解和体验各种文化,人们能够陶冶情操,提升个人素质,培养出良好的品质和价值观。

4. 推动社会经济发展　每个地区都有其独特的文化资源和特色产业,这些资源如果得到有效的开发和利用,不仅可以促进当地经济结构升级,还能增加就业机会。

二、文化休克

(一)文化休克的概念

文化休克(culture shock),也被称为"文化震撼""文化震惊",这一概念在1958年由美国人类学家卡尔维罗·奥博格提出,指个体从熟悉而固定的文化环境到另一个陌生的文化环境时,由于态度、信仰的差异所产生的思想混乱与心理上的精神紧张综合征。

(二)文化休克的原因

当个体突然从一个熟悉的环境置身于一个陌生的环境时,可能会遭遇一系列问题。这些问题主要表现在以下几个方面,也是导致文化休克的主要因素。

1. 信仰和态度　信仰是对某种主张或主义的极度信任,这种信任被个体用作行动的指引。态度是在特定的社会文化环境中,通过与他人的长期互动逐渐形成的对事物的评价和倾向。由于受到自身环境的文化模式的影响,不同文化群体在态度、信仰、人生价值观以及行为模式上均存在显著的差异。

2. 风俗习惯　不同的文化背景具有不同的风俗习惯和风土人情,进入新的文化环境则必须了解新环境的风俗习惯,接受并适应与自己不同的风俗习惯。

3. 沟通　沟通的发生和发展受到多种因素的影响,在不同的文化背景下,同样的沟通内容可能会产生不同的含义,这主要是因为不同的文化对语言和行为的解读存在差异。因此,在跨文化沟通中,由于文化差异的存在,对于同样的信息,不同文化背景的人们可能会有不同的解读和理解。

4. 生活活动差异　每一个人都有自己规律的日常习惯。当文化环境改变时,个体往往需要改变自身的生活习惯,如作息、饮食等去适应新环境的文化模式,这种适应过程需要花费时间和精力,个体可能会产生受挫感,引起文化休克。

5. 孤独　在异域文化中,一个人丧失了自己在本文化环境中原有的社会角色,同时对新环境感到生疏,又与亲人或知心朋友分离,还可能语言不通,孤独感便会油然而生,造成情绪不稳定,产生焦虑、恐惧、无助等情绪,出现文化休克。

(三)文化休克的过程

文化休克是一个复杂的心理现象,通常分为4个阶段:蜜月阶段、沮丧阶段、恢复调整阶段和适应阶段。这些阶段构成了文化休克的变化过程,其曲线形状类似于一个"U"形。

1. 蜜月阶段(honeymoon phase)　在初次踏入一个新环境时,其注意力往往被该环境中的人文景观和意识形态所吸引。对于这个全新的环境中的一切事物,人们都表现出强烈的好奇心。此时,人们渴望深入了解新环境中的风俗习惯、语言行为等方方面面,并期望能够顺利地开展活动和工作。这一阶段的主要特征是兴奋感。

2. 沮丧阶段(anxiety or rejection phase)　是文化休克综合征中最严重和最难度过的阶段。当个体原有的文化价值观念与新环境的文化价值观念发生冲突时,他们的信仰、角色、自我概念等可能会受到挫伤,从而表现出退缩、发怒和沮丧等情绪。

3. 恢复调整阶段(regression and adjustment phase) 经历一段时间的沮丧后,个体会积极寻找应对新文化环境的有效方法,努力重塑自我,逐步适应。此阶段通过与当地人的频繁互动,参与日常活动和庆祝活动等,个体不仅熟悉了当地的语言和文化,还与部分当地人建立了深厚的友谊。这种互动与交流极大地减少了心理上的孤独和失落感,使个体逐渐融入新的文化环境。

4. 适应阶段(acceptance and adaptation phase) 在此阶段,个体已经成功地融入了当地文化,其焦虑情绪已显著缓解,心理状态已基本适应新的文化背景。

(四)文化休克的表现

个体在经历文化休克时,其表现会因所处阶段的不同而有所差异。

1. 焦虑 指个体处于一种模糊的不适感中,是自主神经系统对非特异性的、未知的威胁的一种反应。

(1)生理表现:坐立不安、失眠、疲乏、声音发颤、手颤抖、出汗、面部紧张、瞳孔散大、眼神接触差、尿频、恶心、呕吐,特别动作增加(如反复洗手、喝水、进食等),可有心率增快、呼吸加快、血压升高。

(2)情感表现:自诉不安,缺乏自信,警惕性增强、忧虑、持续增加的无助感、悔恨、过度兴奋、易激动、爱发脾气、哭泣、自责、谴责他人,常关注过去而不关心现在和未来,害怕出现意料不到的后果等。

(3)认知表现:心神不定,注意力不集中,对周围环境缺乏关注,出现健忘或思维中断。

2. 恐惧 指个体处于一种被证实的、有明确来源的惧怕感中。文化休克时,恐惧的主要表现是躲避、注意力和控制缺陷。个体自诉心神不安、恐慌,有哭泣、警惕、逃避的行为,出现冲动性行为和提问次数增加,还可伴有疲乏、失眠、出汗、噩梦、尿频、尿急、腹泻、面部发红或苍白、呼吸短而促、血压升高等。

3. 沮丧 指对陌生环境不适应而产生的失望、悲伤等情感。

(1)生理表现:胃肠功能衰退,出现食欲缺乏、体重下降、便秘等。

(2)情感表现:忧愁、哭泣、退缩、偏见或敌对等。

4. 绝望 指个体主观认为没有选择或选择有限,万念俱灰,以致不能发挥自身的主观能动性。主要表现为生理功能低下、言语减少、情绪低落、情感淡漠,被动参加或拒绝参与活动,对以往的价值观失去评判能力。

(五)文化休克的预防

文化休克并非一种疾病,而应被视为一个学习过程,一种复杂的个人体验。在这一过程中,个体可能会经历不适甚至痛苦的感觉,并受到不同方式的影响。然而,采取积极的应对方式可以使个体预防或减轻文化休克的症状。

1. 提前了解新环境 提前通过各种途径,如查阅资料等,对所在地的风俗习惯、人文知识等进行深入了解,有助于避免因文化差异而导致的冲突。

2. 针对性进行模拟训练 在进入新环境之前,进行生活方式以及生存技能的模拟训练,可以帮助个体更好地适应新环境。

3. 主动接触和理解新的文化模式 在面对两种不同文化发生冲突时,若个体能够深入理解新文化现象的核心,将更易于接受并融入这一文化模式。主动接触和理解文化模式的行为,有助于减少文化冲突,促进个体在新环境中的适应与融入。

4. 寻找有力的支持系统 个体应积极寻找可靠的支持系统,正式的支持系统包括相关的政府机构或团体,而非正式的支持系统则来自家庭、朋友和宗教团体等。

☞考点提示:文化、文化休克的概念、文化休克的过程。

第二节 跨文化护理理论

莱宁格作为世界跨文化护理协会的创始人和美国著名的跨文化护理理论的首创者,她认为护理的本质是一种文化关怀,关怀在护理的核心思想中占据着至关重要的地位,并构成了护理活动的重要动力来源。

一、跨文化护理理论的主要概念

莱宁格在界定文化、关怀、文化关怀和跨文化护理等概念时,紧紧围绕"文化"和护理关怀,形成了跨文化模式框架,并构成了跨文化护理理论的主要内容,能帮助护士为不同文化背景下的护理对象提供护理。

1. 文化(culture) 指不同个体、群体或机构通过学习、共享和传播等方式塑造的,并随时间代代相传形成的模式化的生活方式、价值观、信仰、行为标准、个体特征和实践活动的总称,以一定的方式传承,并用以指导人的思维方式、生活决策和行为活动。

2. 关怀(care) 指为丧失某种能力或有某种需求的人提供支持性的、有效的及方便的帮助,从而改善机体状况或生活方式,使其能够更好地面对伤残或平静地面对死亡的一种行为相关现象。关怀分为一般关怀及专业关怀。

3. 文化关怀(culture caring) 指为了维持或促进个体与群体现有的或潜在的完好健康,应对伤残、死亡或其他状况的需要,通过一些符合文化的、能被接受和认可的价值观、信念和定势的表达方式,为个体或群体提供与文化相适应的综合性帮助和支持的行为。文化关怀具有多样性和统一性的特点。

4. 跨文化护理(transcultural caring) 莱宁格认为跨文化护理通过文化环境和文化来影响服务对象的心理,使其能处于一种良好的心理状态,以利于疾病康复。在跨文化护理实施过程中,可采取以下3种方法。

(1)文化关怀保持:指通过帮助性、支持性和促进性的专业文化行为或决策,帮助特定文化中的群体或个体维持其有利于健康促进、疾病康复及应对伤残或死亡的价值观、信仰和生活方式。

(2)文化关怀调适:指通过帮助性、支持性和促进性的专业文化行为或决策,帮助特定文化中的群体或个体适应其他文化,或者在不同文化环境里与他人协作,从而对其健康产生有利的、有效的及积极的影响。

(3)文化关怀重建:指通过一系列专业文化行为和双方共同决策,旨在帮助服务对象改变其价值观和生活方式,或塑造一个全新的、有利于健康的生活行为的过程。

5. 与文化相适应的关怀(culturally congruent care) 是一种基于文化和健康知识,通过灵敏的、创造性的、有目的的和有意义的方式,提供适应个体或群体的价值观、信仰和生活方式的护理关怀。这种关怀旨在帮助他们获得健康,更好地面对疾病、伤残或死亡。护士通过文化关怀保持、文化关怀调适和文化关怀重建,为服务对象提供与其文化相适应的护理关怀服务。

二、跨文化护理理论的内容

在莱宁格的跨文化护理理论模式框架中,该理论被形象地描述为"日出模式"(sunrise model),这一描述构成了跨文化护理理论的核心内容。在这个模式里,莱宁格详细地阐述了该理论及其各个概念间的联系,旨在帮助我们理解和研究该理论的各个组成部分在不同文化背景下如何影响个体、家庭和群体的健康状况,以及如何运用跨文化理论来实施护理关怀。莱宁格的"日出模式"包含以下4个层次。

最外一层(世界观和文化社会结构层):又称超系统,描述文化关怀、世界观与文化社会结构及其组成因素。世界观是人们对整个世界的总体看法和基本观点。社会结构是特定文化的构成因素,包括宗教、亲属关系、价值观、生活方式、政治、法律等。文化关怀和世界观是文化社会结构的基础,并与文化社会结构相互关联、相互影响、相互制约。

第二层(文化关怀与健康层):显示不同文化背景和环境下的文化关怀形态以及文化关怀表达方式,解释个人、家庭、群体、社区或机构的健康、疾病及死亡的文化社会结构。第一层文化社会结构的各个组成因素影响和制约人们的关怀形态及其表达方式,进而决定了不同文化的健康观念。只有提供与文化相适应的护理关怀,建立、促进或维持与文化相适应的健康,才是真正意义上的完整的健康。

第三层(健康系统层):包括一般关怀系统、专业关怀系统和护理关怀系统,阐述了每个健康系统的特征、关怀特色及其相互影响。一般关怀系统通常源自文化内部,并可由非专业人员进行操作,主要通过传承和传播等方式获得。专业关怀系统则源自特定文化之外的专业人员或机构,仅由专业人员进行操作,并通过正规的培训和训练来获取。护理作为一个研究关怀现象与活动的专业,其理论与实践除了来源于相关科学知识和研究外,大部分来源于专业关怀系统,仅小部分来源于一般关怀系统。这3个系统在理念与实践方面相互关联、相互影响、相互制约。一般关怀系统与专业关怀系统之间在理念与实践上的差异对个体的健康状况产生影响,并可能导致严重的护患冲突、潜在疾病的发生甚至死亡。因此,对一般关怀和专业关怀系统的深入了解,将有助于护士鉴别二者的异同点,从而更好地促进文化关怀的实施。

第四层(护理关怀决策和行为层):通过维持文化的护理关怀、调适文化的护理关怀和重建文化的护理关怀3种护理关怀决策和行为,提供与文化相适应的护理关怀。对于与现有健康不相冲突的、有利于健康的文化,我们应该实施维持文化的护理关怀,以保持其积极影响。然而,当文化与现有健康产生部分不协调时,我们需要采取适当的措施进行调适文化的护理关怀。对于与现有健康相冲突的文化,改变既往的文化成分,建立新的、有利于健康的文化生活方式,既实施重建文化的护理关怀。

"日出模式"能够帮助护士全面评估不同文化背景下的各种因素,包括外显的、内隐的和意想不到的因素。这一模式的应用对于提高护理实践和研究的理论水平具有重要意义,有助于更好地理解和应对不同文化背景下的护理问题。

三、跨文化护理理论与护理程序

在跨文化护理实践中,我们可以根据莱宁格的"日出模式"来实施护理程序。首先,从评估开始,我们需要系统地收集与服务对象文化背景相关的资料,以便了解其文化差异和共性。基于这些资料,我们可以有选择性地实施文化关怀措施,确保服务对象的特定需求得到满足。在执行过程中,我们需要持续关注文化保持、文化调适和文化重建等方面,以确保护理服务与患者文化价值观的一致性。通过这种方式,我们能够提供具有针对性和有效性的文化护理关怀,从而促进服务对象的康复。

(一)护理评估

相当于"日出模式"的第一层和第二层。因此,评估可分为以下两个部分。

1.评估"日出模式"的第一层 评估服务对象所处的文化氛围、文化社会结构和世界观方面的知识和信息,收集与服务对象相关的环境背景、宗教信仰、文化价值观、哲学、历史和语言等因素。

2.评估"日出模式"的第二层 评估服务对象的具体情境,以及服务对象对一般关怀、专业关怀的期望和采取的行为。通过评估,获得客观的、符合具体服务对象的资料,从而为提供与服务对象文化背景相适应的护理关怀模式,建立良好的、协作的、有利于服务对象健康的护患关系打下良好基础。

评估工作在内容层面聚焦于获取服务对象的文化相关信息,而在方法上则沿用了护理程序中的资料收集技巧。评估过程中,我们运用语言和非语言的沟通技巧,如移情、倾听等,以全面了解患者的健康状况、心理感受以及对护理关怀的需求。

(二)护理诊断

相当于"日出模式"的第三层。通过鉴别和明确跨文化护理中的共性及差异性,作出护理诊断。虽然某些诊断在病理特征上具有相似性,但由于民族传统、社会地位和文化等社会因素的影响,患者对疾病的心理反应、认知以及对症状的描述可能存在差异。因此,需要动态地了解患者的健康问题,并关注患者对健康问题表达和陈述方式的差异。

(三)护理计划和实施

相当于"日出模式"的第四层。进行护理诊断后,在护理关怀决策和行为层进行计划和实施时,除了对共性问题提供护理关怀外,更重要的是考虑每个服务对象独特的文化背景。在此基础上,我们应采取一系列与文化相适应的护理措施,包括文化关怀的保持、调整以及重建。我们的目标是为服务对象提供与其文化背景相匹配的、有针对性的护理关怀。

(四)护理评价

在"日出模式"中,虽然没有明确的评价标准,但强调了护理关怀应以患者有利为原则。这要求我们进行系统性的研究,以明确哪些关怀行为符合患者的生活方式和文化习俗,从而提供有利于患者疾病恢复和心理健康的行为模式。莱宁格还深入研究了如何采取适当的关怀行为以满足不同文化背景人群的需求。这种研究类似于护理程序中的评价过程,旨在确保护理服务能够真正满足患者的需求和文化背景。

第三节　跨文化护理在满足患者文化需求中的作用

在涉及多种文化背景的医疗卫生保健行业中,护理专业作为其重要的组成部分,是一个跨文化的或涉及多元文化的专业。护士在提供服务时,需要全面了解并评估服务对象的宗教信仰、种族、健康观念、生活习惯以及传统的疾病治疗方法等文化背景因素。在此基础上,提供与其文化背景相一致的护理服务,从而最大限度地满足不同文化背景的服务对象的健康需求。

一、跨文化护理的评估与诊断

(一)正确评估患者的文化背景

在护理服务中,为了提供符合个体文化需求的护理服务,护士必须正确评估患者的文化背景,深入了解与其健康相关的文化信息,包括对疾病的解释、对治疗及预防的认知等重要方面。以下问题将有助于护士更好地评估患者的文化背景,从而为其提供更加贴心和个性化的护理服务。

(1)患者的健康问题是否为某特定区域的人们的典型问题?如果是,需要评估问题发生的根源。

(2)患者使用哪一种语言?需要评估患者常用何种语言沟通,是普通话,还是当地的语言?

(3)患者的宗教信仰是什么?评估患者是否有虔诚的宗教信仰,是否有定期的宗教活动。

(4)患者拥有哪种文化特质?需要评估患者的文化背景,典型的文化特征等。

(5)患者对有关健康与疾病的解释是什么?需要询问患者认为患病的原因是什么?目前的治疗护理措施是否为患者所期望的?患者如何认识所患疾病的预后等。

(6)患者所属文化中的医疗模式是什么?需要评估患者是立刻就医,还是自己去药店买药?或者拖到出现严重并发症的时候再就医?

(7)患者对医疗服务持何种态度?是相信医务人员,并能对所有的治疗护理措施配合?还是对治疗不依从?如果不依从,原因是什么?是否有与患者的文化背景相悖或矛盾的地方?

（8）患者的社会支持系统有哪些？患者如何依靠家人或他人来获取关心、帮助等一系列支持的行为，以及寻求家庭、社区、医疗机构等方面的支持系统？

（9）患者在家庭中的角色及作用是什么？患者是否承担家庭收入或日常生活的主要角色？

（10）患者获取营养的方式及饮食习惯是什么？典型的饮食特征是什么？是否有特殊的饮食习惯或要求？

（11）患者的日常活动方式是什么？除了工作和家庭生活，有无特殊的爱好？

（12）患者做决策的方式及依据是什么？是独立决策？还是征求亲友、专业医务人员意见？或者深入研究各种资料后再决策？

（13）患者的认知方式是什么？人的认知会影响对待疾病的态度，有时还会由于认知错误导致情绪障碍。护士需要评估患者对外部世界、个人及疾病的认知方式是什么。

（14）患者的教育背景是什么？护士需要评估患者的正规学历教育、非学历教育及经历等教育背景。

（15）患者的沟通方式是什么？沟通方式会影响患者对疾病的认知及态度。应评估患者的语言、非语言性沟通方式，以及是直接性沟通，还是间接性沟通等。

（二）常见的护理问题

1. 社交障碍　与社交环境改变有关。
2. 沟通障碍　与医院环境中医务人员使用医学术语过多有关。
3. 焦虑/恐惧　与环境改变及相关知识缺乏有关。
4. 迁居应激综合征　与医院文化环境和背景文化有差异有关。

二、满足患者文化需求的方法

素质拓展

在提供护理服务的过程中，护士应充分认识到不同文化背景的差异，尊重患者的文化需求、健康观念、信仰以及行为方式。为了满足患者的多元化需求，护士应提供相应的护理服务，以预防或减轻患者在住院期间可能出现的文化休克现象。

（一）帮助患者适应医院环境

面对因疾病而需入院的患者，由于他们可能对陌生的医院环境感到焦虑和恐惧，护士首先需要对患者的文化背景进行评估，以更好地理解他们的需求和期望。其次，护士应积极帮助患者快速熟悉医院环境，减轻其焦虑感。此外，在与患者沟通时，护士应使用简单、清晰的语言，避免使用过多的医学术语，以确保信息的有效传递和理解。

（二）建立和谐的护患关系

护士应充分认识到沟通交流中的文化差异，并能够结合患者的文化背景，灵活运用语言和非语言沟通技巧，以满足其特定的文化需求。因此，护士需关注以下3个方面：①理解患者对护士的态度和行为，以更好地调整自己的沟通方式和策略。②高度重视患者的心理体验和感受，关注其情感需求。③护士应具备跨文化护理的能力，了解不同文化背景下的价值观、信仰和习俗，以避免因文化差异引起误解。

（三）明确患者对疾病的反应

护士在护理过程中，应动态性地了解患者的健康问题，以及患者对健康问题的表述和申诉方式。

（四）尊重患者的风俗习惯

护士需要充分了解并尊重患者的文化背景，以便更好地为其提供个性化的服务。应在病情观察、饮食习惯、临终护理、尸体料理等方面尊重患者的文化背景、风俗习惯。

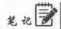

（五）寻求家庭、社会支持

在护理工作中，护士应充分了解患者的家庭结构、环境及经济状况等因素。通过对这些信息的掌握，护士能够更好地利用社会支持系统，帮助患者尽快适应就医环境，避免出现文化休克的现象。

在护理工作中，我们面对的患者来自各种文化背景，他们的需求和健康观念各不相同。因此，当患者面临生理、心理或精神问题时，护士需要深入了解他们独特的风俗习惯、生活方式、文化信仰和价值观念，这些因素在应对健康问题时起着至关重要的作用。只有结合患者的文化背景进行全面的护理评估，我们才能从多元化的角度出发，提供与个体文化相适应的个性化护理服务，满足患者的独特需求，促进患者的健康。

（林晓燕）

参考答案

【A1 型题】

1. 下列不属于文化特征的一项是（　　）。
　　A. 超自然性　　　　　　　　B. 超个人性　　　　　　　　C. 地域性
　　D. 超时代性　　　　　　　　E. 文化的扩展性

2. 关于文化休克，下列描述正确的是（　　）。
　　A. 生活阅历丰富的人应对能力弱
　　B. 儿童比成年人文化休克症状重
　　C. 容易适应的人应对能力弱
　　D. 身体健康的人应对能力弱
　　E. 身体衰弱的人应对能力弱

3. 引起文化休克的原因是（　　）。
　　A. 沮丧　　　　　　　　　　B. 信仰不同　　　　　　　　C. 焦虑
　　D. 失望　　　　　　　　　　E. 恐惧

4. 在文化休克综合征中最严重也是最难度过的是（　　）。
　　A. 蜜月阶段　　　　　　　　B. 沮丧阶段　　　　　　　　C. 恢复调整阶段
　　D. 接受阶段　　　　　　　　E. 消失阶段

5. "日出模式"的结构中不包括（　　）。
　　A. 全补偿系统　　　　　　　B. 护理关怀决策层　　　　　C. 健康系统层
　　D. 世界观和文化社会结构　　E. 文化关怀与健康层

6. 在跨文化护理理论中，世界观和文化社会结构层属于"日出模式"的是（　　）。
　　A. 第一层　　　　　　　　　B. 第二层　　　　　　　　　C. 第三层
　　D. 第四层　　　　　　　　　E. 第五层

7. 莱宁格"日出模式"第四层的主要含义是（　　）。
　　A. 显示不同文化背景和环境下的文化关怀形态以及文化关怀表达方式
　　B. 描述了文化关怀、世界观与文化社会结构及其组成因素
　　C. 阐述了个体、家庭、群体、社区或机构的不同健康系统及其相互影响
　　D. 解释了护理关怀的决策和行为
　　E. 以上都不对

【A2 型题】

8. 王某，男，将赴美国进行为期一年的工作。在这一年中，他可能会面临来自语言、风俗习惯、信仰以及社会价值观念等方面的变化，这些变化可能会引发他的心理冲突，导致文化休克。其表现出焦虑的生理反应不包括（　　）。

A. 失眠   B. 坐立不安   C. 眼神接触差

D. 哭泣   E. 声音发颤

9. 当一个人进入陌生的文化环境,表现为有新鲜感,情绪上亢奋和高涨,是处于文化休克的( )阶段。

     A. 失望   B. 蜜月   C. 恢复调整

     D. 沮丧   E. 适应

【A3 型题】

(10～12 题共用题干)

刘某,男,企业高管,46 岁,回族,近日出现头晕、头痛等症状,经查发现血压高入院进行治疗。入院以来,他很不适应医院环境,不适应不许吸烟、不许随意外出等规定,不愿意穿病号服,并因每日无法按时进行礼拜(伊斯兰教的某种宗教仪式)而苦恼,出现明显的焦虑、沮丧等表现,希望能够尽快出院。

10. 作为该患者的责任护士,你认为他处于文化休克的( )阶段。

     A. 沮丧   B. 恢复调整   C. 蜜月

     D. 适应   E. 消失

11. 出现上述表现的原因是( )。

     A. 因病情加重产生的正常反应

     B. 因患者的年龄和性格造成的

     C. 因不满医护人员的服务而产生

     D. 因不满医院的规章制度而产生

     E. 因风俗习惯与信仰的差异以及不适应医院环境而产生

12. 护士最应实施的护理措施是( )。

     A. 按规章办事

     B. 加强对疾病的护理

     C. 联系患者家属,进行说服教育

     D. 帮助患者融入医院的文化环境,提供适合患者文化环境的护理

     E. 注意观察病情变化

【A4 型题】

(13～16 题共用题干)

小孙为一名大学生,今年获得了学校赴英国进行为期一年的交流学习的机会。初到英国,他对新环境中的一切事物都怀有强烈的好奇心,对于当地的人文风情、景色都表现出极高的兴趣和满足。然而,最近他却因为不了解英国本土文化和习惯而无法与当地人建立良好的互动关系。这种情况使小孙感到失望、失落、烦恼、焦虑和困惑,并产生了挫折感。挫折感使他对于学习当地语言和与当地人接触产生了抵触情绪。他的心态已从最初的开放和好奇,转变为封闭和回避。

13. 小孙出现的问题是( )。

     A. 文化休克   B. 文化差异   C. 文化影响

     D. 文化进步   E. 文化冲突

14. 你认为他目前处于( )阶段。

     A. 蜜月   B. 恢复调整   C. 适应

     D. 消失   E. 沮丧

15. 针对小孙的情况,分析其产生这种现象的原因是( )。

     A. 性格的问题

     B. 年龄小造成的

     C. 突然从一个熟悉的环境到了另一个陌生的环境导致

     D. 语言不通

     E. 习惯不同

16. 为预防此现象的发生,应该( )。

     A. 预先了解新环境的基本情况   B. 针对新文化环境进行模拟训练   C. 寻找有力的支持系统

     D. 主动接触新文化环境中的文化模式   E. 以上全对

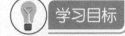

第九章 护理与法律

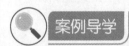学习目标

课件 思维导图

素质目标:热爱护理工作,具有法律意识,自觉遵纪守法。

知识目标:掌握医疗卫生违法行为及法律责任,医疗事故的分级,执行医嘱的法律问题,护理工作中法律纠纷的防范;熟悉护理工作中潜在的法律问题,护理工作中的违法与犯罪;了解我国的法律体系,护理立法的意义。

能力目标:理解护士执业中的法律责任,防止出现侵权与犯罪行为。

案例导学

李某,男,16岁,因肺炎住院治疗。护士在为其注射药物时,错误地注入了高剂量的药物,导致患者出现了过敏反应和严重损伤。经过调查发现,是由于该护士没有仔细核对医嘱所致,违反了护理实践规范和操作流程。

请思考:

1.该护士的行为是否属于医疗事故?

2.该护士需要承担哪些医疗卫生法律责任?

3.该护士应该如何正确核对医嘱?

案例导学解析

随着中国特色社会主义法治体系逐渐完善以及护理工作范畴的不断扩大,护理工作中涉及的法律问题日益增加。护士不仅需要掌握专业知识,还应当学习与护理工作相关法律法规,自觉规范护理活动及行为符合法律法规要求,从而更好地维护护理对象和护士的合法权益,规避护理工作中的法律风险,进一步提高护理服务质量。

第一节 我国的法律体系与医疗卫生法规

我国的社会主义法律体系是保护全体公民权利和义务的统一,依靠国家强制实施和个人自觉遵守,以确保国家政权稳定和社会秩序良好。卫生法规的建立和发展对医疗卫生事业的进步,以及人民健康水平的提高具有重要意义。

一、我国的法律体系

(一)相关概念

1.**法律规范** 指由国家制定或认可的,反映国家意志的,具体规定权利义务及法律后果的行为准则。法律规范包括前提条件、行为模式、法律后果三要素。

2.**法律部门** 是根据一定标准和原则(法律的调整对象与法律的调整方法)所划定的调整同一类社会关系的法律规范的总称。

3.**法律体系** 也称为法的体系、部门法体系,是指一个国家全部现行法律规范按照不同的法律部门分类组合而形成的有机联系的统一整体,是依据一定的标准与原则而归纳的同类法律规范的总称。

法律体系由法律部门构成,而法律部门又由法律规范组成。法律部门是同类法律规范的总和,法律规范通过法律部门的制定和修改,成为构成法律体系的基本组成部分。法律体系是由法律部门组成的,它为社会成员提供了法律依据。在一个国家法律体系中,法律规范、法律部门和法律体系相互依存、相互作用,共同确保法律的实施和法治的实现。

(二)部门法律体系

法律体系是由部门法(也称法律部门)所构成的统一有机整体。中国特色社会主义法律体系是以宪法为统帅,以法律为主干,由宪法、行政法、民商法、经济法、社会法、刑法、诉讼与非诉讼程序法等多个法律部门组成的有机统一整体。

1. 宪法　宪法是国家的根本大法,拥有最高法律效力,是最高行为准则。宪法确立了国家的基本制度和原则,规定了国家机关的组织和活动的基本原则,调整了国家与公民之间的关系,划分了国家的权力、义务与公民的权利、义务之间的界限。

2. 行政法　行政法是规定了行政机关的组织结构、权力和行使程序,以及个人与行政机关之间的关系的法律规范的总称。行政法规范了政府的行政行为,旨在保障公共利益、权力平衡和合法程序。

3. 民商法　民商法由民法和商法两部分构成。民法是调整个人和个人之间关系的法律,涉及婚姻、家庭、财产、合同等民事事务。商法是调整商业活动和商事关系的法律,包括公司法、商标法、合同法等,两者保护的利益都是个人利益。

4. 经济法　经济法是调整经济活动和市场秩序,干预、管理和调控具有社会公共性的经济关系的法律规范的总称,包括贸易法、竞争法、劳动法等。经济法旨在促进经济发展、保护市场竞争和维护公平交易。

5. 社会法　社会法是调整社会关系和社会秩序的法律规范的总称。旨在保障社会公平、社会福利和个人权利。

6. 刑法　刑法是规定犯罪和刑罚的法律规范的总称,规定了各类犯罪行为的性质、处罚和证据程序,是国家对严重破坏社会关系和社会秩序的犯罪分子定罪量刑的根据。

7. 诉讼与非诉讼程序法　诉讼与非诉讼程序法是调整司法程序和争议解决的法律规范的总称,如民事诉讼法、刑事诉讼法、仲裁法等,规定了争议的解决方式和程序要求,保障公正、迅速和有效的司法资源利用。

(三)法律的效力等级关系

法律的效力等级关系是以法的不同效力位阶作为主要划分标准所形成的法律规范统一整体。我国法律的效力等级大体分六个层次(表9-1):第一位是宪法;第二位是全国人大及其常委会制定的法律;第三位是国务院制定的行政法规;第四位是省级人大及其常委会制定的省级地方性法规,国务院各部委制定的部门规章;第五位是省级人民政府制定的省级政府规章,设区的市、自治州人大及其常委会制定的地方性法规;第六位是设区的市及自治州政府制定的政府规章。

表9-1 法的效力等级关系

法律级次	形式	制定机构
1	宪法	全国人民代表大会
2	法律	全国人民代表大会及其常委会
3	行政法规	国务院
4	部门规章	国务院各部委
	省级地方性法规	省人民代表大会及其常委会

笔记

法律级次	形式	制定机构
5	省政府规章	省人民政府
	设区的市、自治州地方性法规	设区的市、自治州人民代表大会及其常委会
6	设区的市、自治州政府规章	设区的市、自治州政府

二、医疗卫生法规

(一)医疗卫生法规的概念

医疗卫生法是由国家制定或认可,并由国家强制力保证实施的关于医疗卫生方面法律法规的总和,明确了公民及工作人员在医疗卫生实践中的各种权利和义务,是我国法律体系的重要组成部分。目前我国没有专门的卫生法,只有以公共卫生与医政管理为主的单个法律法规以及部门规章构成的一个相对完整的卫生法体系。

(二)医疗卫生法律关系的构成

医疗卫生法律关系的构成包括主体、客体及内容3个要素。

1. 主体 也就是医疗卫生法律关系的参与者,包括享受权利、承担义务的卫生行政部门、医疗卫生保健机构,与医疗卫生单位发生直接或间接关系的企事业单位,我国的公民及境内的外国人。

2. 客体 医疗卫生法以保护公民的健康权为宗旨,因此医疗卫生法律关系包括以下客体。①公民的生命健康权:生命权是指公民生命不被非法剥夺的权利,健康权是指公民的身心健康不受非法侵害的权利;②行为:医药企业生产药品的计量标准,医疗、护理服务等;③医疗物资:进行各种医疗和卫生管理工作时需要的生产资料和生活资料,如药品、食品、医疗器械等;④智力成果或精神产品:医疗卫生法律关系主体从事智力活动所取得的成果,如医疗卫生技术发明、专利、学术著作等。

3. 内容 指医疗卫生法律关系的主体依法享有的权利及承担的义务,如护士的权利是依法实施护理服务,并获得相应的报酬;其义务是为服务对象提供及时、准确的护理服务。如果护士不履行或没有按要求履行其义务,将承担相应的后果。

(三)医疗卫生违法行为及法律责任

医疗卫生违法行为是指个人、组织所实施的违反医疗卫生法律法规的行为。医疗卫生法律责任是指行为人由于不履行或拒绝履行医疗卫生法律法规所确定的义务,侵犯了他人的合法权益,而对其违法违约行为应承担的带有强制性的不利法律后果。根据违法行为的性质、情节、动机和对社会危害程度的不同,医疗卫生法律责任可分为行政责任、民事责任、刑事责任。

1. 行政责任 指个人、组织违反医疗卫生法律法规中有关医疗卫生行政管理方面的规范,尚未构成犯罪所应承担的法律后果,分为行政处罚和行政处分。

(1)行政处罚:指医疗卫生行政机关对违反卫生法律法规、规章的有关企事业单位工作人员或公民,予以警告、罚款、没收违法所得、责令停产停业、暂扣或吊销卫生许可证和生产许可证或营业执照等惩戒。

(2)行政处分:指医疗卫生行政机关对违反法律法规的医疗卫生机构及其工作人员实施的纪律惩罚,包括警告、记过、记大过、降级、降职、撤职、留用察看和开除8种形式。

2. 民事责任 指个人或组织违反了医疗卫生法律规定,侵害了公民的生命健康权、财产权,依法应向受害人承担的以财产为主的损害赔偿的法律责任。

3. 刑事责任 指行为人实施了违反医疗卫生法律法规的行为,严重侵害了医疗卫生管理秩序及公民的生命健康权,构成犯罪,依刑法所应承担的法律后果。《中华人民共和国刑法》第355条规定:

医务人员由于严重不负责任,造成就诊人员死亡或严重损害就诊人员健康的,处三年以下有期徒刑或拘役。

☞**考点提示:**医疗卫生法律责任的鉴别。

（四）医疗事故及处理

1.医疗事故的定义及构成要素　医疗事故是指医疗机构及其医务人员在医疗活动中,违反医疗卫生管理法律、行政法规、部门规章和诊疗护理规范、常规,造成患者人身损害的事故。构成要素包括:①主体要件,即医疗事故的主体是医疗机构及其医务人员;②行为违法要件,即医疗机构及其医务人员违反了医疗卫生管理法律法规和诊疗护理规范、常规;③主观过错要件,即医疗事故的直接行为人在诊疗护理中存在主观过失;④损害结果要件,即患者存在人身损害后果;⑤因果关系要件,即医疗行为与损害后果之间存在因果关系。

　知识链接

医疗护理差错

医疗护理差错是指在诊疗护理过程中,医护人员因责任心不强、工作疏忽、不严格执行规章制度,违反医疗卫生管理法律、行政法规、部门规章和诊疗护理规范、常规,致使工作中出现过失,但经过及时纠正未给患者造成严重后果,未构成医疗事故。医疗护理差错分为严重差错和一般差错。严重差错指过失行为已给患者的身心健康造成了一定的损害;一般差错则指尚未对患者的身心健康造成损害,或造成了患者轻度身心痛苦但无任何不良后果。

2.医疗事故的分级　根据对患者人身造成的损害程度,医疗事故分为四级。

（1）一级医疗事故:造成患者死亡、重度残疾的。

（2）二级医疗事故:造成患者中度残疾、器官组织损伤导致严重功能障碍。

（3）三级医疗事故:造成患者轻度残疾、器官组织损伤导致一般功能障碍。

（4）四级医疗事故:造成患者明显人身损害的其他后果的。

☞**考点提示:**医疗事故的分级。

3.医疗事故的处理　依照《医疗事故处理条例》第55条规定:医疗机构发生医疗事故的,由卫生行政部门根据医疗事故等级和情节,给予警告;情节严重的,责令限期停业整顿直至由原发证部门吊销执业许可证,对负有责任的医务人员依照刑法关于医疗事故罪的规定,依法追究刑事责任;尚不够刑事处罚的,依法给予行政处分或者纪律处分。

4.不属于医疗事故的几种情形　依照《医疗事故处理条例》第33条规定,有下列情形之一的,不属于医疗事故。①紧急情况下为抢救垂危患者生命而采取紧急医学措施造成不良后果;②在医疗活动中由于患者病情异常或体质特殊而发生不良后果;③在现有医学科学技术条件下,发生无法预料或不能防范的不良后果;④无过错输血感染造成不良后果;⑤因病方原因延误医疗导致不良后果;⑥因不可抗力造成不良后果。

第二节　护理立法

一、护理立法的历史发展

（一）世界各国护理立法概况

护理立法始于20世纪初,在医疗护理知识和实践的不断进步下,护理成为一种职业,为了确保护理人员受到正规培训和监管保护,保证护理向专业化方向发展,世界各国先后颁布了适合本国政治、

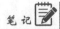

经济、文化及护理特点的护理法。

1919 年,英国率先颁布了护理法。随后,荷兰、意大利、美国、加拿大、波兰、日本等国也相继颁布了护理法或护士法。1947 年,国际护士委员会出版了一系列有关护理立法的专著。1953 年,世界卫生组织发表了第一份有关护理立法的研究报告。1968 年,国际护士委员会特别成立了一个专家委员会,制定了护理立法史上划时代的文件——《系统制定护理法规的参考指导大纲》,为各国制定护理法必须涉及的内容提供了权威性的指导。

(二)我国护理立法概况

随着医疗卫生和护理事业的发展,我国也先后颁布了一系列法令、指示、暂行规定、管理办法等文件。1982 年,卫生部发布《医院工作制度》和《医院工作人员职责》,规定了护理工作制度和各级各类护士的职责。1993 年 3 月 26 日,卫生部颁布《中华人民共和国护士管理办法》,自 1994 年 1 月 1 日起实施,主要确立了护士执业资格考试和护士执业注册制度。2008 年,国务院颁布《护士条例》,卫生部颁布《护士执业注册管理办法》,均自 2008 年 5 月 12 日起施行。2010 年,卫生部、人力资源和社会保障部颁布《护士执业资格考试办法》。2020 年和 2021 年,国务院和国家卫生健康委员会分别对《护士条例》和《护士执业注册管理办法》的部分条款进行了修订。但从严格的立法意义上看,我国仍然没有正规的护理法。截至 2020 年,我国共出台并仍然生效的涉及护理产业的相关立法共计 298 部。

二、护理立法的意义

(一)促进护理管理法治化

通过护理立法制定出一系列制度、标准、规范,将护理管理纳入规范化、标准化、现代化、法治化的轨道,使一切护理活动及行为均以法律为准绳,做到有法可依、违法必究,可有效保证护理工作的安全性和护理质量的提高。

(二)促进护理教育及护理学科发展

护理立法将法律思想和护理观念融为一体,为护理专业人才的培养和护理活动的开展制定了法制化的规范和标准;规定了护士的资格、注册、执业范围等要求,有效促进护理学科的发展。

(三)维护护士的权益

护理立法使护理人员的地位、作用和职责范围有明确的法律依据,当护士在从事护理工作,履行自己的法定职责时能够受到法律保护,增强了护士的安全感。同时还明确了各级卫生行政部门、医疗机构在护士的使用、培养、待遇和管理等方面的责任,保证了护士的合法权益。

(四)维护服务对象的正当权益

《护士条例》中多个条文规定了护士的义务和责任,护士不得以任何借口拒绝护理或抢救患者。对违反护理准则的行为,服务对象有权依据法律条款追究当事人的法律责任,从而最大限度地保护了服务对象的合法权益。

三、护理法的种类及基本内容

护理法是指国家、地方以及专业团体等颁布的有关护理教育和护理服务的一切法令、法规,包括护理专业法和护理相关法。我国现行的护理法规,基本上可以分为以下四类。

(一)卫生法律

由国家立法机关制定颁布的法律文件,目前这一层次的护理法尚空缺。与护理专业相关的卫生法规主要包括《中华人民共和国民法典》《中华人民共和国传染病防治法》《中华人民共和国药品管理法》等。

（二）行政法规

由国家最高行政机关即国务院制定颁布的规范性文件，如目前我国最高的护理专业法《护士条例》。另外还有一些法规的条款与护理专业有关，如《医疗机构管理条例》《医疗纠纷预防和处理条例》《医疗事故处理条例》《医疗废物管理条例》等。

（三）部门规章

由国家卫生健康委制定颁布或国家卫生健康委与相关部门联合制定发布的具有法律效力的规范性文件，如《医院感染管理办法》《病历书写基本规范》《护士执业注册管理办法》《护士执业资格考试办法》等。

（四）诊疗护理规范和常规

诊疗护理规范、常规是基于维护公民健康权利的原则，在总结以往科学和技术成果的基础上对诊疗护理过程的定义和所应用技术的规范或指南。

广义的诊疗护理规范、常规是指卫生行政部门以及全国性行业协（学）会针对本行业的特点，制定的各种标准、规范制度的总称。狭义的诊疗护理规范、常规是医疗机构制定的本机构医务人员进行医疗、护理、检验、医技诊断治疗及医用物品供应等各项工作应遵循的工作方法、步骤。另外，我国教科书上的护理操作规程、疾病护理常规、分级护理制度等也都有法律效应。

除上述四类外，其他与护理实践有关的法律法规，如劳动法、教育法、职业安全法，或医院所制定的相关规章制度，也对护理实践具有重要的规范作用。

四、护理法律责任

护理法律责任是指护士在工作中需要承担的法律责任。一般来说，护理法律责任涉及以下几个方面。

（一）执行医嘱

护士应根据医嘱对护理对象实施护理，并在执行医嘱时熟悉各项医疗护理常规、各种药物的作用、副作用及使用方法。

（二）执行独立性及合作性护理任务

护士应熟知护理权限，正确判断护理职责范围，严格按照护理规范、操作标准实施护理。如果超出职责范围或没有遵照规范要求，而对护理对象产生损害，护士将承担相应法律责任。

（三）书写临床护理记录

临床护理记录是由不同护理人员在不同时间节点根据观察、服务对象口述、医嘱及各项护理措施等记录制作而成，包括体温单、入院护理评估单、医嘱单、护理记录单、手术记录单、健康教育计划单等，其内容要求符合诊疗护理的实际过程。护士应及时、准确、无误、完整地书写临床护理记录，如果记录不规范或医护记录不符，都将承担相应法律责任。

（四）麻醉药品管理

护士应了解并遵守相关的法律法规、政策和标准，在麻醉药品的存储、使用、记录和废弃过程中做到知法守法，保证麻醉药品的安全和合理使用。

（五）出入院管理

护士根据职责范围，严格按照医院的规章制度，正确接诊护理对象。若护理对象拒绝继续治疗，要求自动出院，护士应耐心说服，护理对象或其法定监护人执意要求出院，则应让护理对象或其法定监护人在自动出院栏上签字，同时做好护理记录。

五、举证责任与举证倒置

(一)举证责任

根据《最高人民法院关于适用〈中华人民共和国民事诉讼法〉的解释》第九十条规定,举证责任是指当事人对自己提出的诉讼请求所依据的事实或者反驳对方诉讼请求所依据的事实,应当提供证据加以证明。没有证据或者证据不足以证明当事人的事实主张的,由负有举证责任的当事人承担不利后果。

(二)举证倒置

依据《中华人民共和国民事诉讼法》第六十四条的规定,举证责任遵循"谁主张,谁举证"的原则。这意味着在医疗纠纷案件中,患者有责任对自己的主张提供证据,证明医院方面有过错。但由于医疗损害侵权案件的特殊性,患者掌握的专业知识较少,举证证明医院在医疗行为中有过错比较难。因此在 2002 年 4 月 1 日起正式施行的《最高人民法院关于民事诉讼证据的若干规定》第四条第八项中规定:"因医疗行为引起的侵权诉讼,由医疗机构就医疗行为与损害结果之间不存在因果关系及医疗过错承担举证责任。"即举证倒置。

2010 年以后,根据《中华人民共和国侵权责任法》及《中华人民共和国民法典》规定,在认定医疗损害侵权责任时采用"区分类型确定举证责任",也就是一般情况下适用"谁主张,谁举证"。但在以下三种情况适用举证倒置:①医疗机构存在违反法律法规、相关诊疗规范的规定;②隐匿或者拒绝提供与纠纷有关的病历资料;③伪造篡改以及销毁病历资料的行为并企图以此来逃避法律责任。

第三节 护理工作中常见的法律问题

一、执行医嘱的法律问题

医嘱是医生根据病情和治疗的需要对患者在饮食、用药、化验等方面的书面嘱咐,也是护士执行治疗护理的重要依据。应注意以下几个方面。

(1)严格执行查对制度,确认无误后及时准确执行,不可随意篡改或无故不执行医嘱。

(2)护理对象对医嘱提出疑问时,护士应核实医嘱的准确性,并做出适当的解释。

(3)护理对象病情发生变化时,护士应及时通知医生,并根据专业知识及临床经验判断是否暂停医嘱。

(4)慎重对待口头医嘱,一般情况下不执行口头医嘱或电话医嘱。在抢救、手术等特殊情况下必须执行口头医嘱时,护士应向医生复述一遍口头医嘱的内容,双方确认无误后方可执行,并保留用过的安瓿和物品,经在场二人核对无误后再弃去。抢救结束后,尽快记录医嘱的执行时间、内容,并督促医生及时补上书面医嘱。

(5)慎对必要时医嘱。护理人员应谨慎处理和执行必要的医嘱,应当充分了解医嘱的内容和目的,并根据护理对象的具体情况和护理需要,谨慎地执行相应的医嘱。

(6)试用期医师及实习医师的医嘱必须经上级医师签字后方可执行。

(7)护士处理医嘱时,若有疑问,必须确认准确后方执行;如果发现医嘱有明显的错误,护士有权拒绝执行;如护士向医生指出了医嘱中的错误后,医生仍执意要求护士执行医嘱,护士应报告护士长或上级主管部门。如果护士明知医嘱可能给护理对象造成损害,或由于疏忽大意忽视了医嘱中的错误,继续执行医嘱后造成严重后果的,护士将与医生共同承担法律责任。

二、麻醉药品及其他物品管理中的法律问题

麻醉药品应由专人负责保管,临床上用于术后、晚期癌症及一些危重患者的对症治疗。如护理人员窃取、盗卖或自己使用此类药品,则会构成贩毒、吸毒罪。对临床上使用的各类药品、医疗用品、办公用品等应有严格的管理制度,定时清点,护理人员不得利用职务之便将其占为己有,情节严重者会构成盗窃公共财产罪。因而,护士应严于律己,不要以身试法。

三、护理文件书写时的法律问题

护理实践中,各种护理记录既是医生判断诊疗效果、调整治疗方案的重要依据,也是评判护理质量的标准之一;在医疗纠纷案件中,护理记录还将成为举证与举证倒置的直接依据。因此,应建立相关护理病历制度,规范护理病历书写。护士在书写临床护理记录时,应及时、准确、客观、真实、完整,不得涂改、隐匿或伪造。因抢救患者未能及时书写病历的,应在抢救结束后 6 小时内补记,并加以说明。

四、护生的法律责任

护理工作必须由具备护士资格的人来承担,才能保障护理质量和就医安全。而护生尚未获得执业资格,必须在执业护士的严密监督和指导下,为护理对象实施护理。护生在执业护士的督导下,发生差错事故,除本人要承担一定责任外,带教护士也应承担相应的法律责任,所以带教护士应严格督导。如果护生脱离带教护士的督导,擅自行事造成护理对象的伤害,护生应对自己的行为负法律责任。护生应明确自己法定的职责范围,严格遵守操作规程,虚心学习,勤学苦练,防止发生损害。

👉**考点提示**:护士执行医嘱的法律问题。

第四节　护理工作中的违法与犯罪

一、侵权与犯罪

(一)侵权

侵权是一种侵害他人权益的行为,指行为人由于过错侵害他人的财产或者人身权益,依法应当承担民事责任的行为。侵权行为可分为有意侵权行为和无意侵权行为。在护理实践中,有意侵权行为包括威胁、欺骗、诽谤、侵犯护理对象身体或隐私。无意侵权行为包括疏忽大意和渎职。疏忽大意指医护人员应当预见自己的行为可能发生的危害结果,因不专心致志地履行职责,一时粗心、遗忘或过度自信而造成客观上的过失行为。渎职是指医护人员在专业实践过程中因玩忽职守、滥用职权或者徇私舞弊,导致患者受到较大伤害的行为,这是临床护理工作中最常见的过失。

(二)犯罪

犯罪是指一切触犯国家刑法的行为。犯罪可根据行为人主观心理状态的不同而分为故意犯罪和过失犯罪。故意犯罪是指明知自己的行为会发生危害社会的结果,并且希望或者放任这种结果发生,从而构成犯罪的。过失犯罪是指应当预见自己的行为可能发生危害社会的结果,因为疏忽大意而没有预见,或者已经预见而轻信能够避免,以致发生不良结果而构成的犯罪。

侵权可通过民事方式解决,犯罪则必然会被起诉而依法受到惩处。有时在同一护理活动中,侵权行为可与犯罪同时发生。侵权行为可不构成犯罪,但犯罪必定包含有被害者基本合法权益的严重侵犯。分清犯罪与侵权行为的关键是对护理行为目的和后果的正确鉴定。例如,护理对象有恢复健康、

促进健康的权力。当他主诉病情时,护士没有认真听,引起护理对象的不满,这就是侵犯了护理对象的生命健康权,通过调解、赔礼、道歉等予以解决。如果因为没有认真听而延误了抢救时机,引起死亡,这就是犯罪,应依法受到惩处。

二、收礼与受贿

受贿罪是指国家工作人员利用职务上的便利,为行贿人谋取私利,而非法索取、接受其财物或不正当利益的行为。救死扶伤是护士的神圣职责,护士不得借工作之便谋取额外报酬,但护理对象痊愈出院,对护士优良服务表示感激,向护士赠送一些纪念品时,不属于贿赂。如果是护士主动向护理对象或家属示意并收取大额资金、财物时,则构成受贿罪。

素质拓展

第五节　护理工作中法律问题的防范

随着医学科学的不断进步,推动了护理专业的发展,护理工作的范畴不断扩大,护士面临的潜在法律问题增多。因此,护士必须增强法律意识,维护自身和护理对象的合法权益。

一、强化法制观念

作为护士应强化法制观念,加强相关法律法规的学习,做到知法、懂法、守法,并将掌握的法律知识应用到护理实践中,依法从事护理活动,认真履行护士职责。

二、加强护理管理

医院护理主管部门根据护理对象数量及病情轻重合理配置相应数量及资质的护士。在杜绝无证上岗的同时减少护士超负荷工作状态,保证护士工作环境安全,最大限度地消除安全隐患。

三、规范护理行为

护士在工作中应严格执行专业团体及工作单位的护理操作规程及质量标准,全面履行护理职责,保证护理对象安全,防止法律纠纷的发生。

四、建立及维护良好的护患关系

建立及维护良好的护患关系是防止产生法律纠纷的重要措施之一。护士应尊重护理对象的人格、尊严、信仰及价值观等,坦诚与护理对象沟通,并注意换位思考,以自己的专业知识及能力,为护理对象提供高质量的身心护理,获得护理对象的理解与支持,减少法律纠纷的产生。

五、促进信息的沟通

护理实践中的沟通是一个多角度、多方位的交流。护士应加强与护理对象及其家属的沟通,以便及时了解护理对象的情况,准确解释护理对象及其家属提出的问题;加强与医生等其他医务人员沟通,反馈必要的信息,掌握治疗护理方案的变化,确保护理对象的安全。

六、做好各种护理记录

护理记录是护士书面沟通的重要渠道之一,也是重要的法律依据。准确、及时地做好护理记录,不仅是对护理对象负责的一种表现,也是医院质量管理水平的一种反映,在法律纠纷发生时,还是重要的举证倒置的依据。

七、参加职业保险

职业保险是指专业从业者定期向保险公司交纳少量的保险费,在职业保险范围内一旦突然发生事故时,由保险公司向受害者支付相应的赔偿。因此,如果护士参加职业保险,保险公司在规定的范围内为护士提供法定代理人,在败诉后代护士向受害人支付赔偿金,减轻护士的经济损失。职业保险是护士保护自己从业及切身利益的重要措施之一,虽然它不能完全消除护士在护理纠纷或事故中的责任,但在一定程度上帮助护士减轻了因事故发生对自身造成的负担。

护理工作中,防范法律问题至关重要。护士应遵守法律法规和护理伦理准则,增强风险意识,做好护理记录,持续学习以提升法律应对能力,有效预防和处理法律问题,尊重护理对象权益,维护自身合法权益。

(曲 男 程继侠)

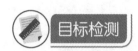

参考答案

【A1 型题】

1.护理立法的最高准则是(   )。

    A.护理法   B.宪法   C.刑法

    D.民法   E.卫生法

2.下列选项中不属于行政处分的是(   )。

    A.降级   B.记过   C.罚款

    D.开除   E.撤职

3.《系统制定护理法规的参考指导大纲》是护理立法史上划时代的文件,制定于(   )。

    A.1919 年   B.1921 年   C.1947 年

    D.1953 年   E.1968 年

4.护士在处理口头医嘱时,下列选项不正确的是(   )。

    A.一般情况下不执行口头医嘱

    B.执行口头医嘱时,两名护士核对后即可执行

    C.在执行完医嘱后,应及时让医生补写书面医嘱

    D.在抢救、手术等特殊情况下可以执行口头医嘱

    E.在处理医嘱时,如有疑问,必须向医生确认无误方可执行

5.护理立法始于(   )。

    A.17 世纪   B.18 世纪   C.19 世纪

    D.20 世纪   E.21 世纪

6.抢救病历必须据实补记的时限在抢救结束后(   )内。

    A.6 小时   B.12 小时   C.24 小时

    D.36 小时   E.48 小时

7.护士在执行医嘱时,若对医嘱的内容有疑问,正确的做法是(   )。

    A.拒绝执行   B.自行改正后执行   C.询问医生,证实后执行

    D.按医嘱执行   E.不质疑不执行

8.如果护生脱离监督擅自行事发生问题,负法律责任的是(   )。

    A.学校   B.护生   C.老师

    D.护士   E.医院

9. 造成患者中度残疾的医疗事故属于(   )。

    A. 一级医疗事故　　　　　　　　B. 二级医疗事故　　　　　　　　C. 三级医疗事故

    D. 四级医疗事故　　　　　　　　E. 医疗护理差错

【A2 型题】

10. 护士小赵,执行医嘱时错将 10% 氯化钾 10mL 静脉推注到患者体内,导致患者死亡,这属于(   )。

    A. 医疗事故　　　　　　　　　　B. 侵权行为　　　　　　　　　　C. 护理风险

    D. 护理差错　　　　　　　　　　E. 疏忽大意

11. 护士小王在未与患者及家属沟通,且未征得患者及家属同意的情况下,为患者实施了导尿术。该护士的行为属于(   )。

    A. 犯罪行为　　　　　　　　　　B. 侵权行为　　　　　　　　　　C. 渎职行为

    D. 疏忽大意　　　　　　　　　　E. 合法行为

12. 患者邓某因不能生育,曾多次离婚。护士小王与其他患者闲聊中谈及此事,被邓某听到后,邓某羞愧难当,欲与护士小王吵架。护士小王的行为属于(   )。

    A. 侵权行为　　　　　　　　　　B. 犯罪行为　　　　　　　　　　C. 疏忽大意

    D. 过失行为　　　　　　　　　　E. 违法行为

【A3 型题】

(13、14 题共用题干)

某地仅有一个产科医院,周边孕产妇多来该院生产。

13. 因病房紧张,某家属主动给予护士长红包请其安排病房,该护士长收取红包的行为属于(   )。

    A. 贪污罪　　　　　　　　　　　B. 故意犯罪　　　　　　　　　　C. 渎职罪

    D. 受贿罪　　　　　　　　　　　E. 职务侵占罪

14. 某孕妇产后母子平安,为感谢护士照顾,其家属赠送给责任护士张某一个精美手工艺品。该护士收取礼品的行为属于(   )。

    A. 贪污罪　　　　　　　　　　　B. 侵占罪　　　　　　　　　　　C. 渎职罪

    D. 受贿罪　　　　　　　　　　　E. 不属于受贿

第十章　护理职业安全与防护

课件　　思维导图

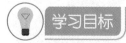

素质目标：具备求真务实、严谨慎独的工作态度。

知识目标：掌握护理职业防护、护理职业暴露、普及预防及标准预防等概念，护理安全的影响因素和防范措施，常见护理职业损伤的危险因素和防护措施；熟悉护理职业防护的意义；了解护理安全防范的意义。

能力目标：能正确进行护理职业损伤的防护。

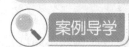

小孙是某校护理专业学生，正在本市某三甲医院急诊科实习，某日给一位乙肝患者抽血毕后，手拿在针软管上，一边将针头放进利器盒，一边手摇盒盖，导致针头反弹，刺破手指并出血。在带教老师的指导下，她立即对伤口进行了紧急处理。

请思考：

1. 小孙发生了什么？

2. 应采取哪些紧急处理措施处理伤口？

3. 结合案例，请阐述在护理工作中如何预防此类事件的发生？

案例导学解析

　　职业安全防护是近年来医务人员越来越关注的话题，护理人员工作在临床第一线，与患者接触最为密切，职业暴露的危险很大，在临床工作中存在着许多职业感染机会，只有增强职业安全防范意识，采取防范措施，才能减少职业伤害。护理管理者要建立适当的职业安全与防护制度，以减少护士职业伤害的发生，增强护士职业安全性。

第一节　护理安全防范

一、概念

　　护理安全狭义是指患者在接受护理过程中，不发生法律和规章制度允许范围以外的心理、机体结构或功能上的损害、障碍、缺陷或死亡。

　　护理安全主义是指护理活动过程中，患者和护士均不发生允许范围和限度以外不良因素的影响和损害。

二、护理安全的影响因素

（一）管理因素

　　护理管理制度不完善，护理规章制度不健全，都潜藏着护理安全隐患。对教育培训不重视，使继

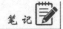

续教育与相关业务培训滞后,造成知识缺乏并与临床需求存在差距,是导致护理差错或者事故发生的主要原因之一。护士人力资源不足,长时间超负荷工作,不能保质保量地完成护理工作,易导致护理安全问题的发生。医院临床一线的护理工作者必须高度重视护理安全的防范,工作中警觉地识别各种不安全因素,有效规避不安全行为,为护理对象、家属及自己创造安全的休养或工作环境。

(二)环境因素

医院的布局不合理、基础设施不健全、物品配备不完善等因素均会影响护理安全。如警示标志缺失,地面过滑等导致摔倒;指示标志不明显,布局不当,延长患者就诊时间;床旁无床档等造成坠床;非无菌区和无菌区未严格分开,导致院内交叉感染等。

(三)物质因素

护理设备是完成护理任务的重要工具,是保障护理对象安全的基本要求。器械设备的性能是否完好、质量是否过关、消毒灭菌情况、数量是否充足,均会影响护理工作的正常开展。如果仪器设备存在安全隐患,则会导致护理工作中技术方面风险加大,影响护理安全。

(四)人员因素

1.医务人员因素　医务人员的综合素质及人力配备情况直接影响着护理安全。如护士安全意识淡薄,责任心不强,不认真遵守和执行各项规章制度及操作规程;业务素质较差不能满足临床护理新技术、新业务开展的需求;在抢救过程中操作不娴熟,难以保证抢救效果;服务理念欠缺,沟通不到位,使护理对象在接受治疗护理过程中配合技巧及遵医行为受影响;人力配备不足、工作强度较大,使护士经常处于高度紧张和力不从心的工作状态,又缺乏自我防护意识,进而有可能给护理对象及自身带来安全隐患。

2.患者因素　患者由于疾病原因使其身体虚弱、活动受限、自控能力下降而易摔伤;感知觉及意识障碍或疾病的痛苦状态使其躁动不安、失去自控能力而易跌倒或烫伤;免疫力低下使其易发生感染;心理压力过大使其出现自杀意念或行为,也易发生伤害。此外,由于患者认知程度的不足导致遵医行为不良,如不遵医嘱控制饮食、不按医嘱服药、不定期复查、随意调节输液速度等,均会带来安全隐患。

(五)诊疗因素

为了促进护理对象康复,需要根据护理对象的病情采取一系列的检查和治疗,然而有些诊疗手段,如侵入性的检查和治疗、放射性的检查和治疗、外科手术等,在协助诊断和治疗疾病的同时可能造成潜在的感染及组织的损伤等。

三、护理安全的防范措施

(一)完善组织管理体系

医院应成立专门的护理安全管理机构,可实施目标管理责任制,目前多实行"护理部－科护士长－病区护士长－护士"责任管理,分别承担具体的护理安全管理工作,形成层层把关、环环相扣的护理安全管理体系,保障临床工作需要,保证护理质量。

(二)建立健全安全规章制度

建立健全护理安全管理的各项规章制度,如职业防护管理制度、职业暴露上报制度、医疗废物处理制度、消毒隔离制度等,在实践中不断完善和修订,组织学习,定期检查制度的落实情况,切实提高护理服务的安全性和有效性。根据护理行业标准,制定各种操作规程,如预防锐器伤操作规程、预防化学性损伤操作规程、预防生物性损伤操作规程等,严格按照规程执行,减少和避免护理不安全事件的发生。

（三）规范护理操作行为

严格执行各种预防职业损伤的工作指南并完善操作规程，使护理职业防护工作有章可循、依法办事。

（四）强化职业安全教育

加强护士职业安全教育，树立预防为主的安全防范意识。将职业安全教育纳入在校教育与工作教育中，并给予考核评定，使之成为长效机制，保证教育效果。定期开展护理安全方面的法律培训，通过交流与学习，增强法律意识，维护护患双方的合法权益。定期组织护士学习心理健康知识，或进行心理指导，学会调整自身心态应对压力的有效方式，掌握减压的方法，如放松、回避、疏泄、转移、自我暗示、锻炼等。加强职业防护培训，掌握有关职业暴露和职业防护的最新研究成果，做到培训人人参加、人人合格。不断提高自身的专业素质和业务水平，增强职业防护能力，从而提高护理质量。

（五）优化职场安全环境

医院管理者应充分认识到护士职业暴露的危害，创造安全健康的工作环境，改进护理防护设备使之与国际标准接轨，合理配置护理人员，体谅护士工作的繁重及不规律性，减少护士工作超负荷现象，设法改善工作环境，妥善处理人际关系，营造良好的工作氛围，从而减轻护士压力。另外重视护士的个人保健，定期进行健康体检和免疫接种。医院各部门的建筑设置科学、合理，如传染科病区应分别设有隔离区和非隔离区，避免交叉感染。特殊场所应有醒目的警示标识，如水房应有防滑、防烫标识。加强护患沟通，做好健康教育，建立良好的护患关系，提高护理对象的依从性。职场环境的安全和合理，有利于推进日常工作和管理，提高服务水平。

（六）制定护理安全应急预案

坚持以预防为主，关键环节重点监控，消除护理安全隐患，做到早识别、早处理，杜绝一切事故的发生。医院各科室应制定科学规范的安全处理应急预案，护理管理者要加强对护士的专业训练，遇到应急事件发生时，按预案流程执行，做到有条不紊，有效抢救。

第二节　护理职业防护

护理工作环境是治疗与护理患者的场所，在为患者提供各项检查、治疗和护理的过程中，护士可能会受到各种各样的职业性有害因素伤害。因此，护士应具备对各种职业性有害因素认识、处理及防范的基本知识和能力，以减少职业伤害，保护自身安全，维护自身健康。

一、概述

（一）护理职业防护

护士因工作性质、工作环境的特殊性，常常暴露于各种职业危险因素中，是护理职业暴露的高危人群，护理职业防护是指在此过程中采取多种有效措施保护护理人员免受职业损伤因素的侵袭，或将其所受伤害降到最低程度。

（二）护理职业暴露

护理职业暴露是指护士在工作过程中，暴露于护理对象的血液、体液及排泄物污染的环境中，有感染某种疾病的危险，以及受到心理、社会因素的影响而有可能损害健康甚至危及生命的一种状态。

（三）普及预防

普及预防是在为患者提供医疗服务时，无论是患者还是医务人员的血液和深层体液，也不论是阳性还是阴性,都应当作为有潜在的传染性加以防护。

(四)标准预防

标准预防即认定所有护理对象的血液、体液、排泄物及分泌物等都具有潜在的传染性,接触时均应采取防护措施以防止血源性和非血源性疾病的传播。标准预防技术包括洗手、戴手套、穿隔离衣、戴护目镜和面罩等,通过采取综合性防护措施,减少被感染的可能性。

 知识链接

标准预防

我国于 2000 年 12 月下发的《医院感染管理规范(试行)》启用了隔离预防指南,推广和强化"标准预防"。

标准预防:即认定所有患者的血液、体液、排泄物及分泌物等都具有潜在的传染性,接触时均应采取防护措施,以防止血源性和非血源性疾病的传播。包括以下 3 个方面。

(1)视所有患者的血液、体液、分泌物、排泄物及其被污染的物品等都具有传染性。

(2)坚持对患者和医务人员共同负责的原则,强调双向防护,防止疾病双向传播。

(3)根据疾病的主要传播途径,采取相应的隔离措施,包括接触隔离、空气隔离和微粒隔离等,其重点是洗手和洗手的时机。

二、护理职业防护的意义

素质拓展

护理职业防护是护理质量的基础,是优质护理服务的关键。在护理工作中,针对影响护理安全的因素进行分析,制订有效的护理措施,既保障护理对象的安全,又保障护士的职业安全,并且对保证护理质量,维护医院正常工作秩序发挥着至关重要的作用。

(一)提高护士职业生命质量

护理职业防护措施的有效实施,不仅可以避免职业危害对护士造成的身心损害,而且还可以控制由环境和行为引发的不安全因素。通过职业防护可以维护护士的身体健康,减轻工作过程中的心理压力,增强社会适应能力,提高护士职业生命质量。

(二)营造和谐安全的工作氛围

良好安全的职业环境,不仅可以对护理人员产生愉悦的身心效应,而且可以增加护士职业满意度,促进人与人之间的健康交流,使之获得对职业选择的积极认同。同时,轻松愉快的工作氛围可以缓解护士工作的压力,改善护理人员的精神卫生状况,焕发职业工作的激情,提高护士的职业适应能力。

(三)科学规避护理职业风险

护士通过对职业防护知识的学习和技能的强化,可以提高其职业防护的安全意识,使之严格遵守护理操作规程,自觉履行职业规范要求,有效控制职业危险因素,科学规避护理职业风险,减少护理差错、事故的发生,增加护理工作的安全感和成就感。

三、护理职业损伤的危险因素

护理工作场所是一个特殊的高危环境,护理人员面临着多种威胁健康和安全的因素,其中最主要的危险因素包括生物性因素、化学性因素、物理性因素和心理 - 社会因素。

(一)生物性因素

生物性因素是影响护理职业安全中最常见的职业损伤危险因素。主要指护士在从事规范的诊疗、护理活动过程中意外沾染、吸入或食入的病原微生物或含有病原微生物的污染物。常见的病原微生物是细菌和病毒。

1. 细菌 最常见的致病菌有金黄色葡萄球菌、链球菌、肺炎球菌、大肠杆菌等,可通过呼吸道、消化道、体液、皮肤接触等途径感染,导致相应疾病。

2. 病毒 最常见的病毒有肝炎病毒、艾滋病病毒、冠状病毒等,主要通过血液、呼吸道传播。其中最危险、最常见的是艾滋病病毒(HIV)、乙肝病毒(HBV)、丙肝病毒(HCV)。

(二)物理性因素

物理因素指能够引起人体组织创伤的工作环境因素。

1. 锐器伤 锐器伤是一种由医疗利器,如注射器针头、缝针、各种穿刺针、手术刀、剪刀、碎玻璃、安瓿等,造成皮肤深部足以使受伤者出血的损伤。医务人员在完成患者的检查、诊断、治疗、护理等工作中存在着被医疗锐器物刺伤的潜在危险,特别是在临床护理工作中发生率更高。医务人员发生针刺伤最大的职业风险是感染血源性传染病。1984 年《柳叶刀》杂志首次对一例护理人员被艾滋病病毒污染的针头刺伤手指而感染了艾滋病的事件进行了报道。锐器伤可能导致各类血液传播疾病的感染,如乙肝、丙肝、艾滋病(表 10 – 1)等,是护理人员最常见的职业暴露损害。

表 10 – 1 艾滋病职业暴露分级

分级	具体情形
一级暴露	(1)暴露源为体液、血液或者含有体液、血液的医疗器械、物品 (2)暴露类型为暴露源沾染了有损伤的皮肤或者黏膜,暴露量小且暴露时间短
二级暴露	(1)暴露源为体液、血液或者含有体液、血液的医疗器械、物品 (2)暴露类型为暴露源沾染了有损伤的皮肤或者黏膜,暴露量大且暴露时间较长 (3)或者暴露类型为暴露源刺伤或者割伤皮肤,但损伤程度较轻,为表皮擦伤或者针刺伤(非大型空针或深部穿刺)
三级暴露	(1)暴露源为体液、血液或者含有体液、血液的医疗器械、物品 (2)暴露类型为暴露源刺伤或者割伤皮肤,但损伤程度较重,为深部伤口或者割伤物有明显可见的血液

2. 运动功能性损伤 典型的运动功能性损伤是腰背痛(low back pain,LBP),这种职业相关性疾病最基本的特点是疼痛和运动功能障碍,许多国家把 LBP 列为职业病首位。护士由于工作原因有时需要做较大强度的体力劳动,使腰部负荷较重,若用力或弯腰姿势不当,容易引起腰肌劳损、腰椎间盘突出等病症;护士长时间站立和走动,易引起下肢静脉曲张;有时较长时间处于相对固定姿势,易引起颈部肌肉疲劳,甚至颈椎病等。

3. 放射性损伤 从事放射性诊治工作或接触紫外线、激光等放射性物质的护士若在工作过程中防护不当,可导致放射性皮炎、皮肤溃疡坏死,甚至引发皮肤癌。

4. 温度性损伤 常见的温度性损伤有热水瓶、热水袋等引起的烫伤,易燃易爆物品如氧气、乙醇等引起的烧伤,烤灯、高频电刀等操作使用不当所引起的灼伤等。

5. 噪声 主要来源于各种仪器设备的报警声、电话铃声、小孩的哭闹声、患者的呻吟声等,护士处在高分贝的环境中时间过久,容易引起听力及神经、心血管系统等的损害。

(三)化学性因素

对护理人员造成职业危害的化学性因素主要是一些药物及消毒剂的接触,如抗肿瘤药、麻醉剂、环氧乙烷、戊二醛、含氯消毒液等。这些药物的共同特点是容易进入空气中,经接触或吸入暴露,多有

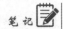

致癌和致畸作用。

1. **化学消毒剂** 常用化学消毒剂有甲醛、过氧乙酸、戊二醛、含氯消毒剂等。接触后轻者可引起皮肤、眼睛、呼吸道等的刺激症状,严重者可造成肝、肺甚至神经系统的损害。

2. **化疗药物** 静疗相关的化疗药物是指对病原微生物或寄生虫所致疾病、某些自身免疫性疾病、恶性肿瘤的治疗药物,大多数为细胞毒性药物,美国医院药剂师学会将其定义为高风险药物,即使是少量的暴露也可能对人类健康的产生潜在不利影响,在配置过程中出现的差错可能并不常见,而一旦发生则后果非常严重。长期接触化疗药物,若防护不当时,低剂量下就可以产生严重器官或其他方面的毒性,可引起白细胞数量减少、流产率增高,严重者会出现致癌、致畸、致基因突变等损害。

3. **麻醉废气** 吸入性麻醉药可以污染手术室空气,长期暴露于低浓度麻醉废气环境中,会造成慢性氟化物中毒,导致遗传与生育功能等受到影响。

 知识链接

静脉药物调配中心

静配中心是静脉药物调配中心(pharmacy intravenous admixture services,PIVAS)的简称,是指在符合国际标准、依据药物特性设计的操作环境下,经过药师审核的处方由受过专门培训的药技人员严格按照标准操作程序进行全静脉营养、细胞毒性药物和抗生素等静脉药物的配置,为临床提供优质的产品和药学服务的机构。通俗来说,静配中心的就是把原来在各个病区分散配置的药物,集中在一个无菌的环境下集中进行配置,真正做到"把时间还给护士,把护士还给患者"。

(四)心理-社会因素

护士工作压力大,其疲溃感较其他职业严重。职业疲溃感指由于持续的工作压力引起个体的严重紧张反应,从而出现一组综合征,是情绪的疲倦感、工作的冷漠感和工作无成就感的综合表现,主要表现为缺乏工作动机、回避与他人交流、对事物持否定态度、情感冷漠等。频繁的夜班加班、抢救危重患者,经常面对死亡的负性刺激,使护士常常处于职业应激状态。工作中还有可能遭受辱骂或暴力攻击等,均可引起护士产生各种职业心理问题,影响护士的身心健康。

1. **疲溃的发生与工作压力有关** 工作压力主要来源于:①工作时间长,工作负荷过重,且比较琐碎。②工作环境无安全感,如接触传染病患者等。③责任划分不清楚、不具体,使护理人员不知道自己职责所在。④护士参与决策机会少,缺乏主人翁意识。⑤人际关系复杂。⑥护士收入少,这点极易引起护理人员的不满,导致护士情绪低落,调动不起工作积极性。⑦自我期望值过高。

2. **疲溃的发生与个人性格有关** 如爱恨分明者、喜好打抱不平者以及过度投入工作者也易于疲溃,另外工作能力低、方法不对、缺乏支持系统也可能造成疲溃。

3. **职业性疲溃的表现形式** 职业疲溃表现在以下3个方面:①身体症状,如疲倦、食欲减退,较为严重者出现偏头痛、失眠、胃肠道不适及性功能失调等。②情绪及态度的改变,如烦闷、易怒,甚至抑郁、消极、冷漠,对工作没兴趣。③行为的改变,如抽烟、喝酒或出现攻击行为。疲溃不是偶然发生的,它是逐渐形成的,疲溃开始表现为情绪负荷过重,接着出现身体的耗竭现象,此时对工作不感兴趣,态度消极,厌恶自己也厌恶别人,感到无能力完成所担负的工作,最后完全疲溃。

四、常见护理职业损伤的防护措施

(一)生物性损伤的防护措施

WHO 提出的职业接触中特殊感染控制的预防原则包括:避免受到针头和其他锐利物体的损伤;

避免接触开放的创口和黏膜;避免通过污染器械的传播;防止血液或其他液体外溢到身体表面;对废弃物做出妥善的处理;要求所有可能接触患者血液的员工在培训期就应该接受系列乙肝疫苗免疫注射。

1.遵循标准预防原则 认定所有患者的血液、体液及被血液体液污染的物品均具有传染性,接触时均应采取防护措施,防止疾病双向传播。

2.严格洗手 护士的手经常直接或间接与污染物品或患者接触,极易引起感染和交叉感染,因此,洗手是预防传染病传播的最重要措施之一。接触每个患者前后及脱手套后,尤其在接触血液、体液、排泄物及污染物后,必须按要求洗手。洗手时注意掌握正确的洗手顺序、方法及范围,手的各个部位都应洗到并冲净,洗手后,手不应检出致病性微生物。如果手被体液或人体组织污染,应在安置患者于安全的环境中后,立即用肥皂和水清洗,必要时用消毒液泡手。

3.个人防护

(1)戴手套:当护士接触血液或体液、排泄物、有创伤的皮肤黏膜,进行体腔及血管的侵入性操作,接触和处理被污染的物品和锐器时,均应戴手套,若护士手上有伤口时必须戴双层手套。

(2)戴口罩、护目镜或呼吸防护器:在处理患者的体液、血液、分泌物等有可能溅出的操作时,如气管插管、内镜检查等,应戴具有防渗透性能的口罩、护目镜。若为呼吸道传染病患者进行气管切开等有创操作时,应戴全面型呼吸防护器。检查治疗中,医护人员必须保持佩戴口罩;当口罩潮湿或污染,立即更换一只新的口罩;一只口罩使用不超过4小时;治疗过程中不可以用手套触摸口罩;离开诊室前,必须脱下口罩,不可以悬挂于颈脖上;先戴口罩,洗手后戴手套;先脱手套,洗手后再摘口罩;使用后的口罩属于医疗废物。

(3)穿隔离衣:在身体可能被血液、体液、分泌物和排泄物污染,或进行特殊操作时,应穿隔离衣,必要时穿鞋套。被血液、体液污染的手套、口罩、护目镜、隔离衣必须立即更换。

(4)其他防护工具的使用:医务人员在操作前要评估被体液污染的危险程度,根据情况选择合适的防护用具,如急诊科、外科等科室在处理大出血的患者时要考虑戴防水围裙;气管插管和吸痰时则应戴护目镜和面罩;妇产科护理人员辅助接生时应穿防水围裙,避免羊水喷溅造成的污染等。

4.避免锐器伤 在使用手术刀、针头、安瓿等锐器时严格按操作规程执行,处理使用过的锐器必须按《医疗废物管理条例》中的规定执行,严密封口,存放在指定地点,由专人运送,集中处理。

5.避免呼吸道飞沫传播

(1)注意病房及工作区域通风,保持环境整洁。

(2)护理人员在进行任何治疗和护理操作时必须戴口罩。

(3)吸痰时,戴口罩、手套,面部不要垂直于患者口鼻及气道切开处。

6.避免体液、排泄物等接触性传播

(1)当预料到要接触患者血液、体液或分泌物时,须戴手套进行操作,手套破损时应及时更换。

(2)接触患者血液、体液、分泌物污染的医疗用品、器械,各种废弃的培养基及标本,以及使用后的一次性医疗用品须严格洗手。在不方便洗手的情况下,用快速手消毒液消毒双手。

(3)不戴首饰,不留长指甲。

(4)灌肠时,应穿一次性隔离衣,戴手套。

7.医疗废物及排泄物的处理 做到分类收集,按照类别放入专用包装物或者密闭容器内,达到3/4时,使用有效的封口方式,使封口紧实、严密,外面有明显的警示语和警示说明,并注明产生的单位、日期、类别等。排泄物、分泌物等倒入专用密闭容器内消毒后可排入下水道或污水池。

8.定期体检和预防用药 定期进行护士健康体检,并建立档案。接种乙型肝炎疫苗预防乙型肝炎病毒(HBV)。

(二)物理性损伤的防护措施

1.锐器伤的防护

(1)锐器伤发生,常见以下原因。

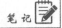

1）违规操作：护士锐器伤主要发生在拔针，其次是传递器械、整理注射用物、各种注射操作、进行回套针帽、整理器械等操作。有研究表明，护士处理锐器时不安全的行为较为突出，有58.9%的护士在使用针头后将其套回针帽，70%以上的护士将其取下或分离，护士这些高危行为使发生锐器伤的机会增加。如果操作和防护措施不当，极易引起患者和医务人员的医源性感染。

2）认知不足：低年资护理人员缺乏工作经验以及工作中的随机应变能力，如在紧张的抢救中容易遭遇到锐器伤，而工作年限相对长的护理人员有更多的机会接受正规系统的职业防护知识和职业伤害方面的教育培训，对锐器伤的认知和自我防护意识相对较完善。经常在以下情形中发生锐器伤：①准备物品的过程中被误伤。②掰安瓿、抽吸药液过程中被划伤。③各种注射、拔针时患者不配合造成误伤。④整理治疗盘、治疗室台面时被裸露的针头或碎玻璃扎伤。⑤双手回套针帽产生的刺伤。⑥注射器、输液器毁形过程中刺伤。⑦使用后的锐器进行分离，浸泡和清洗时误伤。⑧处理医疗污物时，不慎导致误伤。⑨手术过程中锐器传递时造成误伤。

3）缺乏防护意识：锐器伤的发生与护理人员自身防护意识薄弱有关，这与"知、信、行"理论的概念所一致，知识是基础，增强防护意识，改变防护行为是降低锐器伤发生率的关键。

4）人力资源缺乏：当护理人员的工作处于超负荷状态，不规范操作较多。相关护理人员简化护理流程，降低了护理工作的规范性和安全性，从而导致职业暴露风险性增加。

（2）锐器伤的防护措施具体如下。

1）建立防护制度、增强防护意识：管理者重视对护士职业防护的培训，使护理人员认识到锐器伤的危害。并建立预防锐器伤制度，规范各项锐器操作，使护理人员提高自我防护意识，自觉采取防护措施确保职业安全。

2）锐器使用中的防护：抽吸药液时严格使用无菌针头，抽吸后必须立即单手操作套上针帽。静脉加药时须去除针头经三通给予。使用安瓿制剂时，先用砂轮划痕再掰安瓿，可采用垫棉花或纱布以防损伤皮肤。在进行侵袭性诊疗、护理操作过程中，保证充足光线，锐器传递时动作娴熟规范。

3）纠正危险行为，规范操作：①准备物品的过程中避免误伤。②禁止用手弄弯或弄直针头。③禁止双手回套针帽，应用单手回套。④禁止徒手携带裸针头等锐器物，可用治疗盘或弯盘传递。⑤禁止消毒浸泡针头，使用后的锐器直接放入耐刺、防渗漏的锐器盒里。⑥禁止直接接触医疗垃圾。⑦禁止双手分离污染的锐器物。⑧禁止徒手掰开安瓿制剂，应垫无菌纱布。⑨建立医疗锐器处理流程。

4）严格管理医疗废物：使用后的锐器应当直接放入防刺、防渗漏的利器盒内，以防止刺伤。护理工作中应使用便捷的符合国际标准的锐器回收器，严格执行医疗垃圾分类标准。锐器不应与其他医疗垃圾混放，应放置在特定的场所。封好的锐器盒在搬离病房前应有明确的标志，便于监督执行。

5）加强护士健康管理：建立护士健康档案，定期为护士进行体检，并接种相应的疫苗；建立损伤后登记上报制度；建立医疗锐器处理流程；建立受伤员工监控体系，追踪伤者健康状况。管理者实行弹性排班，在治疗高峰期确保护理人力配备，减轻护士工作压力。护士在工作之余学会放松心情，做到自我调节，在短时间内化解压力；并保证充足睡眠，注意饮食营养，提高机体抵抗力。

6）和谐沟通相互配合：为不合作或有昏迷躁动患者治疗时，易发生锐器伤害，因此必须请求其他人协助配合，尽量减少锐器误伤自己或患者。

（3）锐器伤发生后的应急处理措施具体如下。

1）伤口的处理：做好"一挤二冲三消毒四上报"，并进行血源性传播疾病的检查和随访。①立即从伤口近心端向远心端挤压，尽可能挤出损伤处的血液，禁止进行伤口的局部按压，以免将污染血液虹吸进入血管，增加感染的概率。②用肥皂水清洗伤口，并用流动的自来水反复冲洗伤口创面和黏膜。③再用75%乙醇、2%碘酊或0.5%碘伏消毒伤口。④待干后贴上无菌敷贴，伤口较深时，请外科医生处理，必要时注射破伤风抗毒素。

2）及时上报相关部门领导及医院感染控制科，填写锐器伤登记表及职业暴露相关表格。

3）立即抽血做相关病毒血清学检查（表10-2），确定是否存在感染，必要时注射疫苗和免疫球蛋白，相应的治疗措施应该在受伤后1~2小时内开始，不要超过24小时，如超过24小时也应采取补救措施，并随访观察。

表10-2 锐器伤后的血清学检测结果与处理原则

锐器伤后的血清学检测结果	处理原则
患者HBsAg阳性，受伤护士HBsAg阳性或抗-HBs阳性或抗-HBc阳性者	不需要注射疫苗或乙肝免疫球蛋白
受伤护士HBsAg阴性或抗-HBs阴性且未注射疫苗者	24小时内注射乙肝免疫球蛋白并注射疫苗。于受伤当天、第3个月、6个月、12个月随访和监测
患者抗-HCV阳性，受伤护士抗-HCV阴性者	于受伤当天、第3周、3个月、6个月随访和监测
患者HIV阳性，受伤护士HIV抗体阴性者	经专家评估后可立即预防性用药，并进行医学观察1年。于受伤当日、4周、8周、12周、6个月、12个月时检查HIV抗体

2.负重伤的防护

（1）加强锻炼：通过健美操、广播操、瑜伽、太极拳等方式坚持锻炼，以提高组织的柔韧性、关节的灵活性，改善局部的血液循环，预防椎间盘的退变及下肢静脉的曲张。

（2）保持正确的工作姿势：站位或坐位时，保持腰椎伸直，避免过度屈曲造成腰部劳损。弯腰搬重物时，伸直腰部，双脚分开，屈髋下蹲，后髋及膝关节用力，挺身搬起重物。站立时，双下肢轮流支撑身体重量，适当踮脚，促进小腿肌肉的收缩及静脉血的回流。工作间隙期适当变换体位或姿势，如尽量抬高下肢，促进血液回流。

（3）使用防护用品：工作时间护士佩戴护腰设备，以加强腰部的稳定性，预防腰部损伤。休息时解下，避免造成腰肌萎缩。协助危重患者翻身时适当采用合适的辅助器材，如过床易等，减轻工作负荷。穿软底鞋、弹力袜可预防下肢静脉曲张。

（4）养成良好的生活习惯：选用硬度和厚度适宜的床垫。均衡营养，多摄取富含维生素B和维生素E的食物，以营养神经、改善血液循环。

艾滋病职业暴露的应急预案及处理流程

HIV职业暴露是指卫生保健人员、人民警察或其他职业工作者在工作中与HIV感染者的血液、组织或其他体液接触而面临感染HIV的风险，其应急处理的步骤和方法如下。

第一步：用肥皂液和流动的清水清洗被污染的局部。尽可能减少病毒的残留，并防止其进一步渗透到皮肤或黏膜中。如果污染涉及眼部等黏膜，应使用大量等渗氯化钠溶液反复对黏膜进行冲洗。去除黏膜表面的病毒，并减少感染的风险。

第二步：如果存在伤口，应轻柔地由近心端向远心端挤压伤处，尽可能挤出损伤处的血液。避免血液中的病毒在伤口处繁殖，并减少感染的可能性。用75%的酒精或0.5%的碘伏对伤口局部进行消毒、包扎处理。

第三步：预防性用药应当在发生艾滋病病毒职业暴露后尽早开始，最好在4小时内实施，最迟不得超过24小时；超过24小时的，也应当实施预防性用药。用药方案如下：①基本用药程序，即2种逆转录酶抑制剂，使用常规治疗剂量，连续服用28天。如双汰芝（AZT与3TC联合制剂）每次300mg，每日2次，连续服用28天或参考抗病毒治疗指导方案。②强化用药程序，即在基本用药程序的基础上，同时增加一种蛋白酶抑制剂，如佳息患或利托那韦，均使用常规治疗剂量，连续服用28天。

第四步：暴露者应分别在暴露后即刻、4周、8周、12周、6个月、12个月对HIV抗体进行检测，并对服用药物的毒性进行监控和处理，发现异常情况尽快报告感染控制科。如实填写"艾滋病职业暴露人员个案登记表"，完成后资料交感染控制科存稿。

（三）化学性损伤的防护措施

化疗药物接触是护理工作中最为常见的化学性损伤，其防护应遵循两个原则：一是减少化疗药物对环境的污染，二是减少护士与化疗药物的直接接触。

1. 加强环境安全管理　建立集中式管理模式，制订明确的化疗药物使用配制操作流程。配药必须在专用房间，应有独立的排风系统，安装空气消毒净化器（可除微粒型）。条件允许时医院应设立静脉用药调配中心，提供化疗药物专门的配制室。

2. 配备专业的化疗护士　执行化疗的护士需经过专门的职业训练，增强职业防护意识，并主动实施各种防护措施。建立化疗护士健康档案，化疗药物操作护士应定期轮换，一般3个月左右轮换一次，孕期和哺乳期女性避免直接接触化疗药物，应暂时脱离接触化疗药物的环境，以免发生胎儿畸形、流产、影响乳儿发育等。化疗操作护士每隔6个月抽血检查肝功能、血常规及免疫功能，发现问题（如肝功能异常、白细胞比例下降、脱发等）及时调离岗位并进行治疗。

3. 遵守化疗药物配制规程　接触化疗药物的护士应执行以下规范操作。①操作前：准备配药时穿长袖低渗透的隔离衣，戴口罩、护目镜、帽子、聚氯乙烯手套，并外套一副乳胶手套。②正确打开安瓿：打开安瓿前应轻弹其颈部，使附着的药粉降至瓶底。掰开安瓿应垫纱布，避免药液、药粉外溢或玻璃碎片四处飞溅，并防止划破手套。③防止药物溢出：溶解药物时，溶媒应沿瓶壁缓缓注入瓶底，待药粉浸透后再晃动，防药粉溢出。④规范稀释：稀释瓶装药物及抽取药液时，应插入双针头，以排出瓶内压力，防止针栓脱出造成污染。⑤抽取药液：抽取药液后，在药瓶内进行排气和排液后再拔针，不要将药物排于空气中；抽取药液时用一次注射器和针腔较大的针头，所抽药液以不超过注射器容量3/4为宜；抽出药液后放入垫有聚乙烯薄膜的无菌盘待使用。⑥操作后的处理：操作结束后，用水冲洗和擦洗操作台，用75%的乙醇擦拭操作柜内部，每天配药工作结束后要清洁工作环境。脱去手套后彻底冲洗双手并行淋浴，以减轻药物的毒副作用。

4. 执行化疗药物给药要求　给予化疗药物时护士应做到：①采用密闭式静脉输液法给药，确保输液管路所有接头处衔接紧密，以防药液外渗外漏。②提倡使用无排气管的输液瓶，无条件者在排气过程中防止药液外溢，可将药液排在纱布或棉球上。③小壶加药时用纱布围住小壶后缓慢加药，避免露出。④推注或输注化学药物时，应确保空针与输液器接头处衔接紧密，以免药液外漏。⑤更换化疗药物时应戴聚乙烯手套。

5. 规范处理化疗药物污染　护士操作过程中，发生化疗药物污染，应立即标注污染范围，避免他人接触。

（1）若为药液溢洒在桌面、地面上，用干纱布吸附；若为药粉，用湿纱布轻擦药粉，以防药粉飞扬。

（2）药液溅到工作服或口罩上，应立即更换。

（3）药液溅到皮肤上，用清水、肥皂水清洗。

（4）药液溅到眼睛上，用清水、生理盐水（0.9%氯化钠溶液）冲洗。

6. 妥善处理化疗污染物及废弃物　配制化疗药物后脱下的防护用品，应放在黄色垃圾袋内焚烧处理。化疗的所有用品均应该放入专用的污染袋中，并扎紧袋口，使之处于密闭状态，置于加盖容器内，并注明"细胞毒性药物"，按医疗废物要求进行无害化处理。接触化疗药物的医疗用品，应放置在防刺破的专用容器中处理。处理化疗患者的分泌物、排泄物、血液等时，必须穿隔离衣、戴手套，避免

笔记

污染。混有化疗药物的污水,应在医院污水处理系统中专门处理后才可排入城市污水系统。

(四)心理-社会性损伤的防护措施

人们对健康的需求日益增长,医疗技术、护理知识的不断更新,护理工作的特殊性以及复杂的人际关系,均给护士造成很大的心理压力、造成职业疲溃感。可通过以下措施降低职业性疲溃的发生。

1. 构建良好的工作环境　管理者应在工作设计和人员安排上满足临床需求,对工作量大、危重患者多的科室加强人员配备,适当调整工作强度,减轻护士职业紧张和心理压力。改善工作环境,满足护士的生理和心理需求,开展"以人为本"的人性化工作中心,实现人性化的管理。根据医院实际情况合理招聘更多的人才,一定程度上减轻护理人员工作量。按照护士职称、工作经验的不同层次,搭配排班,弹性排班。做好绩效考核机制的制订和评价,奖惩分明。科室也可通过加薪、改善工作环境、制订支持政策等措施提高护士的积极性,鼓励护士之间相互沟通、交流,减轻护士工作的疲溃感。同时,护士自身也可采取以下措施预防工作的疲溃感。

(1)减少身体对压力的反应,提高自我保健意识。

1)规律的运动:每周至少有2~3次规律运动,每次至少30分钟。规律的运动不但可以增强肌肉的张力,还可以减轻压力和促进肌肉放松。

2)保证充足的营养:人体如能维持适当的营养,在遇到压力时,才有潜力应对各种压力。

3)适当休息:合理的休息能使肌肉松弛,血液循环减慢,精神也可以得到放松。每个人如果都能建立一套适合自己的休息方式,培养一些个人的兴趣与爱好,如看书、听音乐、画画等,也是一种很有效的减压释放方法。

(2)从心理的角度增加个体对压力的抵抗能力。

1)正确对待问题。识别压力的来源,并针对问题及时处理,而不要否认问题的存在,这对个体维持身心健康是非常重要的。解决问题时要考虑可能出现的困难,并预先考虑好应对的方法。如遇到的困难是自己无法改变的现实时,可尝试改变自己,避免紧张或其他不良情绪出现,增强自己抵御压力的能力。

2)正确对待负性情绪。当遇到压力产生焦虑、沮丧、生气等情绪时,首先承认这些负性情绪,然后进行合理的分析、排解,并采用恰当的方法处理好自己的情绪。如当感到激动、愤怒、思维混乱时,可采取暂时避开压力环境,做短时的休息,尝试让自己冷静下来,反问自己面对这些问题时是否值得如此不快或激动。也可采取其他方法宣泄内心的情绪,如做运动,深呼吸,甚至大叫几声宣泄一下内心的闷气。

3)建立良好的支持网络。当自己面对压力时,可向家人、亲友或同事敞开心扉倾诉,并接纳他们对自己的帮助和支持。

4)增强自信心。当自己的权益被侵犯时能充分表达自己的意愿,不侵犯他人的权益,尊重他人的信仰,内心是平和、无焦虑的状态,自信可增加个体对压力的抵抗力。

2. 增加培训学习的机会　管理者应加强技术培训,通过组织外出进修、学术交流和讲座等,使护士了解护理工作的最新动态,更新护理知识结构和理念,提高护理综合素质,以适应医院的发展需求,减轻因知识技术更新所带来的心理压力。也可通过开展普法教育,提高护士自身安全维护意识,加强法律知识的学习,为护士提供精细的安全防护制度。

3. 培养积极乐观的工作状态　管理者加强对护士自身健康维护的宣传和教育,促使其养成良好的生活习惯,拥有良好的身体素质,保持身心健康状态。鼓励护士建立良好的人际关系,创造和谐的工作氛围,减轻护士的心理紧张。采用奖励制度,对理论知识、技能操作突出者,给予奖励表扬,培养护士积极乐观的精神。管理者可帮助护士顺利进行角色转换,弱化负性情绪对心理状态的影响,通过

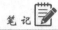笔记

建立有效的疏通机制,以交谈、沟通、倾听的方式引导,帮助其宣泄消极情绪。

☞考点提示:护理职业损伤的危险因素及防护措施。

(沐 菊 张 咪)

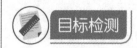目标检测

参考答案

【A1 型题】

1. 护士的标准防护措施中,错误的是(　　)。
   A. 进行免疫接种　　　　　　　　　B. 戴口罩　　　　　　　　　C. 穿隔离衣
   D. 洗手　　　　　　　　　　　　　E. 戴手套

2. 不属于物理因素引起的护理职业损伤是(　　)。
   A. 缝合针刺伤　　　　　　　　　　B. 慢性腰肌劳损　　　　　　C. 腰椎间盘突出症
   D. 下肢静脉曲张　　　　　　　　　E. 氟化物中毒

3. 长期接触化疗药物导致的不良后果,错误的是(　　)。
   A. 骨髓抑制　　　　　　　　　　　B. 畸形　　　　　　　　　　C. 肿瘤
   D. 肥胖　　　　　　　　　　　　　E. 脏器损伤

4. 某带教护士,在给实习护生进行岗前培训时,对关于护理职业防护措施的讲述中,错误的是(　　)。
   A. 养成操作后正确洗手的习惯　　　B. 医疗废物应分类管理　　　C. 强调双向防护
   D. 戴手套能减少皮肤接触血液次数　E. 盛装医疗废物的容器应装满并严密封口

5. 护士在为癌症患者配置化学药物时,不慎溅到面部和工作服上,采取的下列处理措施中不妥的是(　　)。
   A. 请求他人帮助,共同处理污染
   B. 迅速用生理盐水反复冲洗眼睛
   C. 用肥皂水或清水冲洗污染皮肤
   D. 立即更换工作服
   E. 记录职业污染解除过程

【A2 型题】

6. 某医院感染病区护士为患者进行肌内注射时,不慎被已使用的针头刺伤。以下最不可能通过血液传播的疾病是(　　)。
   A. 甲型肝炎　　　　　　　　　　　B. 丙型肝炎　　　　　　　　C. 乙型肝炎
   D. 艾滋病　　　　　　　　　　　　E. 梅毒

7. 某护士在传染病房护理患者的过程中,关于戴手套错误的是(　　)。
   A. 手套破损后应立即更换
   B. 摘除手套后必须要洗手
   C. 只要手套不损坏不用更换
   D. 皮肤有损伤时戴双层手套
   E. 用肥皂水彻底清洗伤口,接触黏膜或已污染的皮肤时,应更换清洁的手套

8. 某护士,在心血管内科工作 3 年,由于该病区患者病情复杂、护理人员数量不足,使其总处于"严重紧张"状态。最近同事发现其变得沉默寡言、待人冷漠、工作越来越被动,并抱怨工作没有成就感。其最可能出现了(　　)。
   A. 神经衰弱　　　　　　　　　　　B. 腰肌劳损　　　　　　　　C. 精神分裂症
   D. 抑郁症　　　　　　　　　　　　E. 职业疲溃感

9. 患者,男,29 岁。诊断为胃癌。手术治疗后行化学药物治疗,护士为其配备药物,需从安瓿抽吸药物。护士操作方法不妥的是(　　)。
   A. 检查药物质量　　　　　　　　　B. 轻弹安瓿颈部,使药液降至瓶底　C. 割据安瓿瓶颈
   D. 消毒割据部位　　　　　　　　　E. 用手直接掰开安瓿

10.某护士,为一老年患者准备热水袋时,手部不慎被热水烫伤。其手部损伤属于(　　)。

  A.生理性损伤   B.物理性损伤   C.化学性损伤

  D.心理性损伤   E.社会性损伤

【A3 型题】

(11~13 题共用题干)

某护士在急诊科工作15年,由于工作长期处于紧张状态,在患者行动不便时还要协助搬运患者,劳动强度较大,经常感到身心疲惫。近期腰部不适加重,检查为腰椎间盘突出症。

11.导致该护士损伤的行业因素是(　　)。

  A.化学性因素   B.生物性因素   C.放射性因素

  D.机械性因素   E.心理因素

12.护士需经常运送患者、长时间站立或协助搬运患者,劳动强度较大容易引发的负重伤是(　　)。

  A.胃溃疡、腰椎间盘突出症、乳腺增生

  B.腰椎间盘突出症、静脉曲张、腰肌劳损

  C.静脉曲张、腰椎间盘突出症、乙型肝炎

  D.风湿性关节炎、腰肌劳损、静脉曲张

  E.腰椎间盘突出症、风湿性关节炎、静脉炎

13.预防此类损伤的措施中,错误的是(　　)。

  A.弯腰搬重物时,两腿伸直   B.加强身体锻炼   C.减轻脊柱负荷

  D.避免长时间弯腰   E.避免过重工作负荷

【A4 型题】

(14~16 题共用题干)

患者,男,30岁。确诊艾滋病2年,因急性阑尾炎入院手术治疗。在缝合伤口传递器械时,器械护士小黄不慎被带有患者血液的缝针刺伤,小黄当即进行了紧急处理。

14.医务人员发生艾滋病病毒职业暴露后,错误的是(　　)。

  A.立即用肥皂液和流动水清洗污染的皮肤

  B.用生理盐水冲洗黏膜

  C.进行伤口的局部按压

  D.应轻柔地由近心端向远心端挤压伤处,尽可能挤出损伤处的血液

  E.用75%酒精或0.5%碘伏对伤口局部进行消毒、包扎处理

15.为防针刺伤,错误的是(　　)。

  A.使用后的锐器直接放入耐刺、防渗漏的利器盒

  B.利用针头处理设备进行安全处置

  C.使用具有安全性能的注射器、输液器等医用锐器,以防刺伤

  D.切勿将针套套回针头

  E.锐器可同其他医疗废物放入黄色垃圾袋内

16.对经血液传播的疾病,必要的防护措施不包括(　　)。

  A.需要接触血液、血制品和体液时,应戴手套

  B.存在血液、体液飞溅可能时,应戴防护眼罩、口罩或面罩,穿隔离衣

  C.为患者操作时,应防利器伤

  D.对患者生活的环境,每日应进行空气消毒

  E.与患者直接接触时,应坚持穿戴防护用具

附 录

附录一 护理诊断一览表

（按 NANDA 分类法 II 排列）

一、健康促进（health promotion）

1. 执行治疗方案有效
2. 执行治疗方案无效
3. 家庭执行治疗方案无效
4. 社区执行治疗方案无效
5. 寻求健康行为
6. 保持健康无效
7. 持家能力障碍

二、营养（nutrition）

1. 无效性婴儿喂养型态
2. 吞咽障碍
3. 营养失调：低于机体需要量
4. 营养失调：高于机体需要量
5. 有营养失调的危险：高于机体需要量
6. 体液不足
7. 有体液不足的危险
8. 体液过多
9. 有体液失衡的危险

三、排泄（elimination）

1. 排尿障碍
2. 尿潴留
3. 完全性尿失禁
4. 功能性尿失禁
5. 压力性尿失禁

6. 急迫性尿失禁

7. 反射性尿失禁

8. 有急迫性尿失禁的危险

9. 排便失禁

10. 腹泻

11. 便秘

12. 有便秘的危险

13. 感知性便秘

14. 气体交换受损

四、活动/休息（activity/rest）

1. 睡眠型态紊乱

2. 睡眠剥夺

3. 有废用综合征的危险

4. 躯体活动障碍

5. 床上活动障碍

6. 借助轮椅活动障碍

7. 转移能力障碍

8. 行走障碍

9. 缺乏娱乐活动

10. 漫游状态

11. 穿着/修饰自理缺陷

12. 沐浴/卫生自理缺陷

13. 进食自理缺陷

14. 如厕自理缺陷

15. 术后康复延缓

16. 能量场紊乱

17. 疲乏

18. 心输出量减少

19. 自主呼吸受损

20. 低效性呼吸型态

21. 活动无耐力

22. 有活动无耐力的危险

23. 功能障碍性撤离呼吸机反应

24. 组织灌注无效（具体说明类型：肾脏、大脑、心、肺、胃肠道、外周）

五、感知/认识（perception/cognition）

1. 单侧性忽视

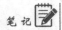

2.认识环境障碍综合征

3.感知紊乱(具体说明:听觉、运动觉、味觉、触觉、嗅觉)

4.知识缺乏

5.急性意识障碍

6.慢性意识障碍

7.记忆受损

8.思维过程紊乱

9.语言沟通障碍

六、自我感知(self – perception)

1.自我认可紊乱

2.无能为力感

3.有无能为力感的危险

4.无望感

5.有孤独的危险

6.长期自尊低下

7.情境性自尊低下

8.有情境性自尊低下的危险

9.身体意象紊乱

七、角色关系(role relationship)

1.照顾者角色紧张

2.有照顾者角色紧张的危险

3.父母不称职

4.有父母不称职的危险

5.家庭运作中断

6.家庭运作功能不全(酗酒)

7.有亲子依恋受损的危险

8.母乳喂养有效

9.母乳喂养无效

10.母乳喂养中断

11.无效性角色行为

12.父母角色冲突

13.社交障碍

八、性(sexuality)

1.性功能障碍

2.无效性性生活型态

九、应对/应激耐受性(coping/stress tolerance)

1. 迁居应激综合征

2. 有迁居应激综合征的危险

3. 强暴创伤综合征

4. 强暴创伤综合征:隐匿性反应

5. 强暴创伤综合征:复合性反应

6. 创伤后综合征

7. 有创伤后综合征的危险

8. 恐惧

9. 焦虑

10. 对死亡的焦虑

11. 长期悲伤

12. 无效性否认

13. 预感性悲哀

14. 功能障碍性悲哀

15. 调节障碍

16. 应对无效

17. 无能性家庭应对

18. 妥协性家庭应对

19. 防卫性应对

20. 社区应对无效

21. 有增强家庭应对趋势

22. 有增强社区应对趋势

23. 自主性反射失调

24. 有自主性反射失调的危险

25. 婴儿行为紊乱

26. 有婴儿行为紊乱的危险

27. 有增强调节婴儿行为的趋势

28. 颅内适应能力下降

十、生活准则(life principles)

1. 有增强精神健康的趋势

2. 精神困扰

3. 有精神困扰的危险

4. 抉择冲突

5. 不依从行为

十一、安全/防御（safety/protection）

1. 有感染的危险
2. 口腔黏膜受损
3. 有受伤的危险
4. 有围手术期体位损伤的危险
5. 有摔倒的危险
6. 有外伤的危险
7. 皮肤完整性受损
8. 有皮肤完整性受损的危险
9. 组织完整性受损
10. 牙齿受损
11. 有窒息的危险
12. 有误息的危险
13. 清理呼吸道无效
14. 有外周神经血管功能障碍的危险
15. 防护无效
16. 自伤
17. 有自伤的危险
18. 有对他人施行暴力的危险
19. 有对自己施行暴力的危险
20. 有自杀的危险
21. 有中毒的危险
22. 乳胶过敏反应
23. 有乳胶过敏反应的危险
24. 有体温失调的危险
25. 体温调节无效
26. 体温过低
27. 体温过高

十二、舒适（comfort）

1. 急性疼痛
2. 慢性疼痛
3. 恶心
4. 社交孤立

十三、成长/发展（growth/development）

1. 成长发展延缓

2.成人身心衰竭

3.有发展迟滞的危险

4.有不成比例生长的危险

附录二　护士条例

（2008 年 1 月 31 日中华人民共和国国务院令第 517 号公布　根据 2020 年 3 月 27 日《国务院关于修改和废止部分行政法规的决定》修订）

第一章　总则

第一条　为了维护护士的合法权益,规范护理行为,促进护理事业发展,保障医疗安全和人体健康,制定本条例。

第二条　本条例所称护士,是指经执业注册取得护士执业证书,依照本条例规定从事护理活动,履行保护生命、减轻痛苦、增进健康职责的卫生技术人员。

第三条　护士人格尊严、人身安全不受侵犯。护士依法履行职责,受法律保护。

全社会应当尊重护士。

第四条　国务院有关部门、县级以上地方人民政府及其有关部门以及乡（镇）人民政府应当采取措施,改善护士的工作条件,保障护士待遇,加强护士队伍建设,促进护理事业健康发展。

国务院有关部门和县级以上地方人民政府应当采取措施,鼓励护士到农村、基层医疗卫生机构工作。

第五条　国务院卫生主管部门负责全国的护士监督管理工作。

县级以上地方人民政府卫生主管部门负责本行政区域的护士监督管理工作。

第六条　国务院有关部门对在护理工作中做出杰出贡献的护士,应当授予全国卫生系统先进工作者荣誉称号或者颁发白求恩奖章,受到表彰、奖励的护士享受省部级劳动模范、先进工作者待遇;对长期从事护理工作的护士应当颁发荣誉证书。具体办法由国务院有关部门制定。

县级以上地方人民政府及其有关部门对本行政区域内做出突出贡献的护士,按照省、自治区、直辖市人民政府的有关规定给予表彰、奖励。

第二章　执业注册

第七条　护士执业,应当经执业注册取得护士执业证书。

申请护士执业注册,应当具备下列条件:

（一）具有完全民事行为能力;

（二）在中等职业学校、高等学校完成国务院教育主管部门和国务院卫生主管部门规定的普通全日制 3 年以上的护理、助产专业课程学习,包括在教学、综合医院完成 8 个月以上护理临床实习,并取得相应学历证书;

（三）通过国务院卫生主管部门组织的护士执业资格考试;

（四）符合国务院卫生主管部门规定的健康标准。

护士执业注册申请,应当自通过护士执业资格考试之日起 3 年内提出;逾期提出申请的,除应当具备前款第（一）项、第（二）项和第（四）项规定条件外,还应当在符合国务院卫生主管部门规定条件的医疗卫生机构接受 3 个月临床护理培训并考核合格。

护士执业资格考试办法由国务院卫生主管部门会同国务院人事部门制定。

第八条　申请护士执业注册的,应当向批准设立拟执业医疗机构或者为该医疗机构备案的卫生主管部门提出申请。收到申请的卫生主管部门应当自收到申请之日起 20 个工作日内做出决定,对具备本条例规定条件的,准予注册,并发给护士执业证书;对不具备本条例规定条件的,不予注册,并书面说明理由。

护士执业注册有效期为 5 年。

第九条　护士在其执业注册有效期内变更执业地点的,应当向批准设立拟执业医疗机构或者为该医疗机构备案的卫生主管部门报告。收到报告的卫生主管部门应当自收到报告之日起 7 个工作日内为其办理变更手续。护士跨省、自治区、直辖市变更执业地点的,收到报告的卫生主管部门还应当向其原注册部门通报。

第十条　护士执业注册有效期届满需要继续执业的,应当在护士执业注册有效期届满前 30 日向批准设立执业医疗机构或者为该医疗机构备案的卫生主管部门申请延续注册。收到申请的卫生主管部门对具备本条例规定条件的,准予延续,延续执业注册有效期为 5 年;对不具备本条例规定条件的,不予延续,并书面说明理由。

护士有行政许可法规定的应当予以注销执业注册情形的,原注册部门应当依照行政许可法的规定注销其执业注册。

第十一条　县级以上地方人民政府卫生主管部门应当建立本行政区域的护士执业良好记录和不良记录,并将该记录记入护士执业信息系统。

护士执业良好记录包括护士受到的表彰、奖励以及完成政府指令性任务的情况等内容。护士执业不良记录包括护士因违反本条例以及其他卫生管理法律、法规、规章或者诊疗技术规范的规定受到行政处罚、处分的情况等内容。

第三章　权利和义务

第十二条　护士执业,有按照国家有关规定获取工资报酬、享受福利待遇、参加社会保险的权利。任何单位或者个人不得克扣护士工资,降低或者取消护士福利等待遇。

第十三条　护士执业,有获得与其所从事的护理工作相适应的卫生防护、医疗保健服务的权利。从事直接接触有毒有害物质、有感染传染病危险工作的护士,有依照有关法律、行政法规的规定接受职业健康监护的权利;患职业病的,有依照有关法律、行政法规的规定获得赔偿的权利。

第十四条　护士有按照国家有关规定获得与本人业务能力和学术水平相应的专业技术职务、职称的权利;有参加专业培训、从事学术研究和交流、参加行业协会和专业学术团体的权利。

第十五条　护士有获得疾病诊疗、护理相关信息的权利和其他与履行护理职责相关的权利,可以对医疗卫生机构和卫生主管部门的工作提出意见和建议。

第十六条　护士执业,应当遵守法律、法规、规章和诊疗技术规范的规定。

第十七条　护士在执业活动中,发现患者病情危急,应当立即通知医师;在紧急情况下为抢救垂危患者生命,应当先行实施必要的紧急救护。

护士发现医嘱违反法律、法规、规章或者诊疗技术规范规定的,应当及时向开具医嘱的医师提出;必要时,应当向该医师所在科室的负责人或者医疗卫生机构负责医疗服务管理的人员报告。

第十八条　护士应当尊重、关心、爱护患者,保护患者的隐私。

第十九条　护士有义务参与公共卫生和疾病预防控制工作。发生自然灾害、公共卫生事件等严重威胁公众生命健康的突发事件,护士应当服从县级以上人民政府卫生主管部门或者所在医疗卫生机构的安排,参加医疗救护。

第四章　医疗卫生机构的职责

第二十条　医疗卫生机构配备护士的数量不得低于国务院卫生主管部门规定的护士配备标准。

第二十一条　医疗卫生机构不得允许下列人员在本机构从事诊疗技术规范规定的护理活动:

(一)未取得护士执业证书的人员;

(二)未依照本条例第九条的规定办理执业地点变更手续的护士;

(三)护士执业注册有效期届满未延续执业注册的护士。

在教学、综合医院进行护理临床实习的人员应当在护士指导下开展有关工作。

第二十二条　医疗卫生机构应当为护士提供卫生防护用品,并采取有效的卫生防护措施和医疗保健措施。

第二十三条　医疗卫生机构应当执行国家有关工资、福利待遇等规定,按照国家有关规定为在本机构从事护理工作的护士足额缴纳社会保险费用,保障护士的合法权益。

对在艰苦边远地区工作,或者从事直接接触有毒有害物质、有感染传染病危险工作的护士,所在医疗卫生机构应当按照国家有关规定给予津贴。

第二十四条　医疗卫生机构应当制定、实施本机构护士在职培训计划,并保证护士接受培训。

护士培训应当注重新知识、新技术的应用;根据临床专科护理发展和专科护理岗位的需要,开展对护士的专科护理培训。

第二十五条　医疗卫生机构应当按照国务院卫生主管部门的规定,设置专门机构或者配备专(兼)职人员负责护理管理工作。

第二十六条　医疗卫生机构应当建立护士岗位责任制并进行监督检查。

护士因不履行职责或者违反职业道德受到投诉的,其所在医疗卫生机构应当进行调查。经查证属实的,医疗卫生机构应当对护士做出处理,并将调查处理情况告知投诉人。

第五章　法律责任

第二十七条　卫生主管部门的工作人员未依照本条例规定履行职责,在护士监督管理工作中滥用职权、徇私舞弊,或者有其他失职、渎职行为的,依法给予处分;构成犯罪的,依法追究刑事责任。

第二十八条　医疗卫生机构有下列情形之一的,由县级以上地方人民政府卫生主管部门依据职责分工责令限期改正,给予警告;逾期不改正的,根据国务院卫生主管部门规定的护士配备标准和在医疗卫生机构合法执业的护士数量核减其诊疗科目,或者暂停其6个月以上1年以下执业活动;国家举办的医疗卫生机构有下列情形之一、情节严重的,还应当对负有责任的主管人员和其他直接责任人员依法给予处分:

(一)违反本条例规定,护士的配备数量低于国务院卫生主管部门规定的护士配备标准的;

(二)允许未取得护士执业证书的人员或者允许未依照本条例规定办理执业地点变更手续、延续执业注册有效期的护士在本机构从事诊疗技术规范规定的护理活动的。

第二十九条　医疗卫生机构有下列情形之一的,依照有关法律、行政法规的规定给予处罚;国家举办的医疗卫生机构有下列情形之一、情节严重的,还应当对负有责任的主管人员和其他直接责任人员依法给予处分:

(一)未执行国家有关工资、福利待遇等规定的;

（二）对在本机构从事护理工作的护士,未按照国家有关规定足额缴纳社会保险费用的;

（三）未为护士提供卫生防护用品,或者未采取有效的卫生防护措施、医疗保健措施的;

（四）对在艰苦边远地区工作,或者从事直接接触有毒有害物质、有感染传染病危险工作的护士,未按照国家有关规定给予津贴的。

第三十条 医疗卫生机构有下列情形之一的,由县级以上地方人民政府卫生主管部门依据职责分工责令限期改正,给予警告:

（一）未制定、实施本机构护士在职培训计划或者未保证护士接受培训的;

（二）未依照本条例规定履行护士管理职责的。

第三十一条 护士在执业活动中有下列情形之一的,由县级以上地方人民政府卫生主管部门依据职责分工责令改正,给予警告;情节严重的,暂停其6个月以上1年以下执业活动,直至由原发证部门吊销其护士执业证书:

（一）发现患者病情危急未立即通知医师的;

（二）发现医嘱违反法律、法规、规章或者诊疗技术规范的规定,未依照本条例第十七条的规定提出或者报告的;

（三）泄露患者隐私的;

（四）发生自然灾害、公共卫生事件等严重威胁公众生命健康的突发事件,不服从安排参加医疗救护的。

护士在执业活动中造成医疗事故的,依照医疗事故处理的有关规定承担法律责任。

第三十二条 护士被吊销执业证书的,自执业证书被吊销之日起2年内不得申请执业注册。

第三十三条 扰乱医疗秩序,阻碍护士依法开展执业活动,侮辱、威胁、殴打护士,或者有其他侵犯护士合法权益行为的,由公安机关依照治安管理处罚法的规定给予处罚;构成犯罪的,依法追究刑事责任。

第六章 附则

第三十四条 本条例施行前按照国家有关规定已经取得护士执业证书或者护理专业技术职称、从事护理活动的人员,经执业地省、自治区、直辖市人民政府卫生主管部门审核合格,换领护士执业证书。

本条例施行前,尚未达到护士配备标准的医疗卫生机构,应当按照国务院卫生主管部门规定的实施步骤,自本条例施行之日起3年内达到护士配备标准。

第三十五条 本条例自2008年5月12日起施行。

附录三 医疗事故处理条例(节选)

（2002年2月20日国务院第55次常务会议通过 2002年4月4日中华人民共和国国务院令第351号公布 自2002年9月1日起施行）

第一章 总则

第一条 为了正确处理医疗事故,保护患者和医疗机构及其医务人员的合法权益,维护医疗秩序,保障医疗安全,促进医学科学的发展,制定本条例。

第二条 本条例所称医疗事故,是指医疗机构及其医务人员在医疗活动中,违反医疗卫生管理法律、行政法规、部门规章和诊疗护理规范、常规,过失造成患者人身损害的事故。

第三条　处理医疗事故,应当遵循公开、公平、公正、及时、便民的原则,坚持实事求是的科学态度,做到事实清楚、定性准确、责任明确、处理恰当。

第四条　根据对患者人身造成的损害程度,医疗事故分为四级:

一级医疗事故:造成患者死亡、重度残疾的;

二级医疗事故:造成患者中度残疾、器官组织损伤导致严重功能障碍的;

三级医疗事故:造成患者轻度残疾、器官组织损伤导致一般功能障碍的;

四级医疗事故:造成患者明显人身损害的其他后果的。

具体分级标准由国务院卫生行政部门制定。

第二章　医疗事故的预防与处置

第五条　医疗机构及其医务人员在医疗活动中,必须严格遵守医疗卫生管理法律、行政法规、部门规章和诊疗护理规范、常规,恪守医疗服务职业道德。

第六条　医疗机构应当对其医务人员进行医疗卫生管理法律、行政法规、部门规章和诊疗护理规范、常规的培训和医疗服务职业道德教育。

第七条　医疗机构应当设置医疗服务质量监控部门或者配备专(兼)职人员,具体负责监督本医疗机构的医务人员的医疗服务工作,检查医务人员执业情况,接受患者对医疗服务的投诉,向其提供咨询服务。

第八条　医疗机构应当按照国务院卫生行政部门规定的要求,书写并妥善保管病历资料。

因抢救急危患者,未能及时书写病历的,有关医务人员应当在抢救结束后6小时内据实补记,并加以注明。

第九条　严禁涂改、伪造、隐匿、销毁或者抢夺病历资料。

第十条　患者有权复印或者复制其门诊病历、住院志、体温单、医嘱单、化验单(检验报告)、医学影像检查资料、特殊检查同意书、手术同意书、手术及麻醉记录单、病理资料、护理记录以及国务院卫生行政部门规定的其他病历资料。

患者依照前款规定要求复印或者复制病历资料的,医疗机构应当提供复印或者复制服务并在复印或者复制的病历资料上加盖证明印记。复印或者复制病历资料时,应当有患者在场。

医疗机构应患者的要求,为其复印或者复制病历资料,可以按照规定收取工本费。具体收费标准由省、自治区、直辖市人民政府价格主管部门会同同级卫生行政部门规定。

第十一条　在医疗活动中,医疗机构及其医务人员应当将患者的病情、医疗措施、医疗风险等如实告知患者,及时解答其咨询;但是,应当避免对患者产生不利后果。

第十二条　医疗机构应当制定防范、处理医疗事故的预案,预防医疗事故的发生,减轻医疗事故的损害。

第十三条　医务人员在医疗活动中发生或者发现医疗事故、可能引起医疗事故的医疗过失行为或者发生医疗事故争议的,应当立即向所在科室负责人报告,科室负责人应当及时向本医疗机构负责医疗服务质量监控的部门或者专(兼)职人员报告;负责医疗服务质量监控的部门或者专(兼)职人员接到报告后,应当立即进行调查、核实,将有关情况如实向本医疗机构的负责人报告,并向患者通报、解释。

第十四条　发生医疗事故的,医疗机构应当按照规定向所在地卫生行政部门报告。

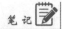

发生下列重大医疗过失行为的,医疗机构应当在12小时内向所在地卫生行政部门报告:

(一)导致患者死亡或者可能为二级以上的医疗事故;

(二)导致3人以上人身损害后果;

(三)国务院卫生行政部门和省、自治区、直辖市人民政府卫生行政部门规定的其他情形。

第十五条 发生或者发现医疗过失行为,医疗机构及其医务人员应当立即采取有效措施,避免或者减轻对患者身体健康的损害,防止损害扩大。

第十六条 发生医疗事故争议时,死亡病例讨论记录、疑难病例讨论记录、上级医师查房记录、会诊意见、病程记录应当在医患双方在场的情况下封存和启封。封存的病历资料可以是复印件,由医疗机构保管。

第十七条 疑似输液、输血、注射、药物等引起不良后果的,医患双方应当共同对现场实物进行封存和启封,封存的现场实物由医疗机构保管;需要检验的,应当由双方共同指定的、依法具有检验资格的检验机构进行检验;双方无法共同指定时,由卫生行政部门指定。

疑似输血引起不良后果,需要对血液进行封存保留的,医疗机构应当通知提供该血液的采供血机构派员到场。

第十八条 患者死亡,医患双方当事人不能确定死因或者对死因有异议的,应当在患者死亡后48小时内进行尸检;具备尸体冻存条件的,可以延长至7日。尸检应当经死者近亲属同意并签字。

尸检应当由按照国家有关规定取得相应资格的机构和病理解剖专业技术人员进行。承担尸检任务的机构和病理解剖专业技术人员有进行尸检的义务。

医疗事故争议双方当事人可以请法医病理学人员参加尸检,也可以委派代表观察尸检过程。拒绝或者拖延尸检,超过规定时间,影响对死因判定的,由拒绝或者拖延的一方承担责任。

第十九条 患者在医疗机构内死亡的,尸体应当立即移放太平间。死者尸体存放时间一般不得超过2周。逾期不处理的尸体,经医疗机构所在地卫生行政部门批准,并报经同级公安部门备案后,由医疗机构按照规定进行处理。

第三章 医疗事故的技术鉴定

第二十条 卫生行政部门接到医疗机构关于重大医疗过失行为的报告或者医疗事故争议当事人要求处理医疗事故争议的申请后,对需要进行医疗事故技术鉴定的,应当交由负责医疗事故技术鉴定工作的医学会组织鉴定;医患双方协商解决医疗事故争议,需要进行医疗事故技术鉴定的,由双方当事人共同委托负责医疗事故技术鉴定工作的医学会组织鉴定。

第二十二条 当事人对首次医疗事故技术鉴定结论不服的,可以自收到首次鉴定结论之日起15日内向医疗机构所在地卫生行政部门提出再次鉴定的申请。

第二十四条 医疗事故技术鉴定,由负责组织医疗事故技术鉴定工作的医学会组织专家鉴定组进行。

参加医疗事故技术鉴定的相关专业的专家,由医患双方在医学会主持下从专家库中随机抽取。在特殊情况下,医学会根据医疗事故技术鉴定工作的需要,可以组织医患双方在其他医学会建立的专家库中随机抽取相关专业的专家参加鉴定或者函件咨询。

符合本条例第二十三条规定条件的医疗卫生专业技术人员和法医有义务受聘进入专家库,并承担医疗事故技术鉴定工作。

第二十八条 负责组织医疗事故技术鉴定工作的医学会应当自受理医疗事故技术鉴定之日起5

日内通知医疗事故争议双方当事人提交进行医疗事故技术鉴定所需的材料。

当事人应当自收到医学会的通知之日起10日内提交有关医疗事故技术鉴定的材料、书面陈述及答辩。医疗机构提交的有关医疗事故技术鉴定的材料应当包括下列内容：

（一）住院患者的病程记录、死亡病例讨论记录、疑难病例讨论记录、会诊意见、上级医师查房记录等病历资料原件；

（二）住院患者的住院志、体温单、医嘱单、化验单（检验报告）、医学影像检查资料、特殊检查同意书、手术同意书、手术及麻醉记录单、病理资料、护理记录等病历资料原件；

（三）抢救急危患者，在规定时间内补记的病历资料原件；

（四）封存保留的输液、注射用物品和血液、药物等实物，或者依法具有检验资格的检验机构对这些物品、实物作出的检验报告；

（五）与医疗事故技术鉴定有关的其他材料。

在医疗机构建有病历档案的门诊、急诊患者，其病历资料由医疗机构提供；没有在医疗机构建立病历档案的，由患者提供。

医患双方应当依照本条例的规定提交相关材料。医疗机构无正当理由未依照本条例的规定如实提供相关材料，导致医疗事故技术鉴定不能进行的，应当承担责任。

第二十九条　负责组织医疗事故技术鉴定工作的医学会应当自接到当事人提交的有关医疗事故技术鉴定的材料、书面陈述及答辩之日起45日内组织鉴定并出具医疗事故技术鉴定书。

负责组织医疗事故技术鉴定工作的医学会可以向双方当事人调查取证。

第三十一条　专家鉴定组应当在事实清楚、证据确凿的基础上，综合分析患者的病情和个体差异，作出鉴定结论，并制作医疗事故技术鉴定书。鉴定结论以专家鉴定组成员的过半数通过。鉴定过程应当如实记载。

医疗事故技术鉴定书应当包括下列主要内容：

（一）双方当事人的基本情况及要求；

（二）当事人提交的材料和负责组织医疗事故技术鉴定工作的医学会的调查材料；

（三）对鉴定过程的说明；

（四）医疗行为是否违反医疗卫生管理法律、行政法规、部门规章和诊疗护理规范、常规；

（五）医疗过失行为与人身损害后果之间是否存在因果关系；

（六）医疗过失行为在医疗事故损害后果中的责任程度；

（七）医疗事故等级；

（八）对医疗事故患者的医疗护理医学建议。

第三十三条　有下列情形之一的，不属于医疗事故：

（一）在紧急情况下为抢救垂危患者生命而采取紧急医学措施造成不良后果的；

（二）在医疗活动中由于患者病情异常或者患者体质特殊而发生医疗意外的；

（三）在现有医学科学技术条件下，发生无法预料或者不能防范的不良后果的；

（四）无过错输血感染造成不良后果的；

（五）因患方原因延误诊疗导致不良后果的；

（六）因不可抗力造成不良后果的。

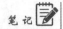

第四章　医疗事故的行政处理与监督

第三十五条　卫生行政部门应当依照本条例和有关法律、行政法规、部门规章的规定,对发生医疗事故的医疗机构和医务人员作出行政处理。

第三十七条　发生医疗事故争议,当事人申请卫生行政部门处理的,应当提出书面申请。申请书应当载明申请人的基本情况、有关事实、具体请求及理由等。

当事人自知道或者应当知道其身体健康受到损害之日起 1 年内,可以向卫生行政部门提出医疗事故争议处理申请。

第三十八条　发生医疗事故争议,当事人申请卫生行政部门处理的,由医疗机构所在地的县级人民政府卫生行政部门受理。医疗机构所在地是直辖市的,由医疗机构所在地的区、县人民政府卫生行政部门受理。

有下列情形之一的,县级人民政府卫生行政部门应当自接到医疗机构的报告或者当事人提出医疗事故争议处理申请之日起 7 日内移送上一级人民政府卫生行政部门处理:

(一)患者死亡;

(二)可能为二级以上的医疗事故;

(三)国务院卫生行政部门和省、自治区、直辖市人民政府卫生行政部门规定的其他情形。

第四十三条　医疗事故争议由双方当事人自行协商解决的,医疗机构应当自协商解决之日起 7 日内向所在地卫生行政部门作出书面报告,并附具协议书。

第四十四条　医疗事故争议经人民法院调解或者判决解决的,医疗机构应当自收到生效的人民法院的调解书或者判决书之日起 7 日内向所在地卫生行政部门作出书面报告,并附具调解书或者判决书。

第五章　医疗事故的赔偿

第四十六条　发生医疗事故的赔偿等民事责任争议,医患双方可以协商解决;不愿意协商或者协商不成的,当事人可以向卫生行政部门提出调解申请,也可以直接向人民法院提起民事诉讼。

第四十七条　双方当事人协商解决医疗事故的赔偿等民事责任争议的,应当制作协议书。协议书应当载明双方当事人的基本情况和医疗事故的原因、双方当事人共同认定的医疗事故等级以及协商确定的赔偿数额等,并由双方当事人在协议书上签名。

第四十八条　已确定为医疗事故的,卫生行政部门应医疗事故争议双方当事人请求,可以进行医疗事故赔偿调解。调解时,应当遵循当事人双方自愿原则,并应当依据本条例的规定计算赔偿数额。

经调解,双方当事人就赔偿数额达成协议的,制作调解书,双方当事人应当履行;调解不成或者经调解达成协议后一方反悔的,卫生行政部门不再调解。

第四十九条　医疗事故赔偿,应当考虑下列因素,确定具体赔偿数额:

(一)医疗事故等级;

(二)医疗过失行为在医疗事故损害后果中的责任程度;

(三)医疗事故损害后果与患者原有疾病状况之间的关系。

不属于医疗事故的,医疗机构不承担赔偿责任。

第五十条　医疗事故赔偿,按照下列项目和标准计算:

(一)医疗费:按照医疗事故对患者造成的人身损害进行治疗所发生的医疗费用计算,凭据支付,但不包括原发病医疗费用。结案后确实需要继续治疗的,按照基本医疗费用支付。

（二）误工费：患者有固定收入的，按照本人因误工减少的固定收入计算，对收入高于医疗事故发生地上一年度职工年平均工资3倍以上的，按照3倍计算；无固定收入的，按照医疗事故发生地上一年度职工年平均工资计算。

（三）住院伙食补助费：按照医疗事故发生地国家机关一般工作人员的出差伙食补助标准计算。

（四）陪护费：患者住院期间需要专人陪护的，按照医疗事故发生地上一年度职工年平均工资计算。

（五）残疾生活补助费：根据伤残等级，按照医疗事故发生地居民年平均生活费计算，自定残之月起最长赔偿30年；但是，60周岁以上的，不超过15年；70周岁以上的，不超过5年。

（六）残疾用具费：因残疾需要配置补偿功能器具的，凭医疗机构证明，按照普及型器具的费用计算。

（七）丧葬费：按照医疗事故发生地规定的丧葬费补助标准计算。

（八）被扶养人生活费：以死者生前或者残疾者丧失劳动能力前实际扶养且没有劳动能力的人为限，按照其户籍所在地或者居所地居民最低生活保障标准计算。对不满16周岁的，扶养到16周岁。对年满16周岁但无劳动能力的，扶养20年；但是，60周岁以上的，不超过15年；70周岁以上的，不超过5年。

（九）交通费：按照患者实际必需的交通费用计算，凭据支付。

（十）住宿费：按照医疗事故发生地国家机关一般工作人员的出差住宿补助标准计算，凭据支付。

（十一）精神损害抚慰金：按照医疗事故发生地居民年平均生活费计算。造成患者死亡的，赔偿年限最长不超过6年；造成患者残疾的，赔偿年限最长不超过3年。

第五十一条　参加医疗事故处理的患者近亲属所需交通费、误工费、住宿费，参照本条例第五十条的有关规定计算，计算费用的人数不超过2人。

医疗事故造成患者死亡的，参加丧葬活动的患者的配偶和直系亲属所需交通费、误工费、住宿费，参照本条例第五十条的有关规定计算，计算费用的人数不超过2人。

第五十二条　医疗事故赔偿费用，实行一次性结算，由承担医疗事故责任的医疗机构支付。

第六章　罚则

第五十六条　医疗机构违反本条例的规定，有下列情形之一的，由卫生行政部门责令改正；情节严重的，对负有责任的主管人员和其他直接责任人员依法给予行政处分或者纪律处分：

（一）未如实告知患者病情、医疗措施和医疗风险的；

（二）没有正当理由，拒绝为患者提供复印或者复制病历资料服务的；

（三）未按照国务院卫生行政部门规定的要求书写和妥善保管病历资料的；

（四）未在规定时间内补记抢救工作病历内容的；

（五）未按照本条例的规定封存、保管和启封病历资料和实物的；

（六）未设置医疗服务质量监控部门或者配备专（兼）职人员的；

（七）未制定有关医疗事故防范和处理预案的；

（八）未在规定时间内向卫生行政部门报告重大医疗过失行为的；

（九）未按照本条例的规定向卫生行政部门报告医疗事故的；

（十）未按照规定进行尸检和保存、处理尸体的。

第五十九条　以医疗事故为由，寻衅滋事、抢夺病历资料，扰乱医疗机构正常医疗秩序和医疗事故技术鉴定工作,依照刑法关于扰乱社会秩序罪的规定,依法追究刑事责任;尚不够刑事处罚的,依法给予治安管理处罚。

第七章 附则

第六十一条 非法行医,造成患者人身损害,不属于医疗事故,触犯刑律的,依法追究刑事责任;有关赔偿,由受害人直接向人民法院提起诉讼。

第六十二条 军队医疗机构的医疗事故处理办法,由中国人民解放军卫生主管部门会同国务院卫生行政部门依据本条例制定。

第六十三条 本条例自 2002 年 9 月 1 日起施行。1987 年 6 月 29 日国务院发布的《医疗事故处理办法》同时废止。本条例施行前已经处理结案的医疗事故争议,不再重新处理。

参考文献

[1] 李小妹,冯先琼.护理学导论[M].5 版.北京:人民卫生出版社,2022.

[2] 全国卫生专业技术资格考试用书编写专家委员会.全国卫生专业技术资格考试指导[M].北京: 人民卫生出版社,2022.

[3] 黄文杰,雷芬芳.护理学导论[M].2 版.北京:中国医药科技出版社,2022.

[4] 高占玲,卞龙艳.护理学导论[M].北京:中国医药科技出版社,2022.

[5] 陈嘉,王蓉.护理学导论[M].长沙:中南大学出版社,2021.

[6] 张琳琳,王慧玲.护理学导论[M].2 版.北京:人民卫生出版社,2020.

[7] 李丽娟,马国平.护理学导论[M].北京:北京大学医学出版社,2020.

[8] 周香风,叶茂.护理学导论[M].北京:中国协和医科大学出版社,2019.

[9] 唐红英,王萍.护理学导论[M].北京:中国医药科技出版社,2019.

[10] 王清秀,张苹蓉.护理学导论[M].北京:高等教育出版社,2019.

[11] 李晓松,章晓辛.护理学导论[M].4 版.北京:人民卫生出版社,2018.

[12] 陈倩,刘义兰,胡德英,等.人文护理临床实践要素与护理程序的探讨[J].护理学杂志,2023,38 (6):83 - 87.

[13] 孙振武,张自慧.从中西方神话的差异看中国文化的特质[J].安阳师范学院学报,2021(3):66 - 69.

[14] 王夏昊.法律体系概念的反思和重构[J].江海学刊,2023(6):151 - 161.

[15] 刘锐,廖娟.护理病历中的法律风险及其预防机制研究[J].中国卫生法制,2023,31(1):44 - 48.

[16] 姚明,叶春.加速我国护理产业发展的法律保障研究[J].中国医疗管理科学,2020,10(6):8 - 12.

[17] 中华医学会感染病学分会艾滋病丙型肝炎学组,中国疾病预防控制中心,李太生.中国艾滋病诊 疗指南(2021 年版)[J].中国艾滋病性病,2021,27(11):1182 - 1201.

[18] 张荣伟,王巧玲.重症监护室心力衰竭患者应用标准化护理程序的效果观察[J].心血管防治知 识(学术版),2020,10(8):84 - 85.